Den Darmkrebs 15 Jahre überlebt

Dieses Buch widme ich in grosser Dankbarkeit meiner lieben Frau Ilse und meinen Kindern Rolf, Ingrid und Reto. Sie waren für mich in jenen düsteren Tagen, die unabwendbar auch für mich mit der Krebs-Erkrankung verbunden waren, der wärmende und Licht spendende Sonnenstrahl.

Des Weiteren danke ich von ganzem Herzen all den vielen Ärzten, Pflegerinnen und Pflegern, die sich all die Jahre so aufopfernd um mich bemüht haben. Ihrem Berufsstand gehört meine grösste Hochachtung.

Ruedi T. Sonderegger

Den Darm-Krebs 15 Jahre überlebt

Ein ganz besonderer Rückblick, auf medizinische, aber auch seelische, geistig-spirituelle Krebserfahrungen

RTS

Bibliografische Information der Deutschen Nationalbibliothek
Die Deutsche Nationalbibliothek verzeichnet diese Publikation
in der Deutschen Nationalbibliografie, detaillierte bibliografische
Daten sind im Internet über http//dnb.dnb.de abrufbar.

© 2016 Ruedi T. Sonderegger
Goldermühlestrasse 9
CH 9403 Goldach

Herstellung und Verlag
BoD – Books on Demand, Norderstedt
ISBN 978-3-7412-3763-8

*Für die Ärzte und Bezugspersonen sind in diesem Buch aus Gründen des Personenschutzes **fiktive Namen** verwendet worden.*

Inhaltsverzeichnis

Was ist denn eigentlich Krebs 6
Krebs ist immer eine Schicksalsfügung 9
Das Geschehnis „Leben" 11
Einklang statt Kampf 13
Meine persönliche Begegnung mit dem Krebs 15
Der Schock 17
Das Gespräch mit dem Hausarzt 21
Erster Kontakt mit dem Chirurgen 23
In arger Zeitnot 26
Die endgültige Operations-Entscheidung 28
Die Spital-Tage vor der Operation 30
Die neue Integration und Prägung als Spitalpatient 33
Das arme kleine Mädchen 35
Der Operationstag 37
Auch die schönste Krankheit taugt halt nichts! 39
Meine Begegnung und mein Umgang mit dem Phänomen Schmerz 41
Herr Professor, sind Sie bei der Operation auch meiner Seele begegnet? 46
Das Leben - ein Tanz der Moleküle 48
Das Zellgebilde Mensch, seine Mikroumgebung, sein Immunsystem 52
Ein Rückblick auf die Zeit danach 60
„Hallo, neuer Tag" 66
(Das ist mein tägliches Morgengebet) 66
Thesen - Erkenntnisse – Glaubensfragen 68
Die Stomaträger als unsere Mutmacher 71
Negatives und Angst durch Freude ersetzen 74
Die Verwurzelung des Geistes mit der Natur 77
Mein Geist und meine Seele 83
What's eating you 89
Spannung - Multitasking - Burnout - Krebs? 92
Zuhören, respektieren, vertrauen 95
Krankheit verändert die Bewusstseinslage 98
Gesundheitstagebuch und Rituale 100
Was habe ich vom Krebs gelernt? 104
Warum durfte ich den Krebs überleben? 111
Nicht mit dem Schicksal hadern 113
Nutzen wir unsere Chance 115
Lernen dankbar zu sein 118
Empathie 120
Gedanken zum letzten Lebensabschnitt 122
Krebs Auskunftsdienste international 127
Mein Literatur- und Quellenverzeichnis 128

Was ist denn eigentlich Krebs?

Unser menschlicher Körper ist ein Wundergebilde, in dem eine grosse Anzahl unterschiedlicher Organe ihren Dienst verrichten. Je nach ihrer Aufgabe weisen sie eine unterschiedliche Zellstruktur auf. Die Zellen im Herz, in der Lunge, in der Leber, in den Nieren, in der Blase, in der Milz, im Hirn, im Magen, in den Därmen, in der Haut und in allen anderen Organen, sie alle sind entsprechend ihrer spezifischen Aufgabe ganz unterschiedlich strukturiert.

Jedes Leben beginnt als erste Zelle. Sie vervielfacht sich im gesunden Zustand durch eine kontrollierte Zellteilung, gleichzeitig spezialisiert sie sich für das betreffende Organ. Normale, spezialisierte Zellen sind aufeinander abgestimmt und funktionieren harmonisch untereinander.

Das Wort Krebs steht für eine große Gruppe verschiedenartiger Erkrankungen, die aber eines gemeinsam haben: die unkontrollierte, krankhafte Teilung von Zellen eines Organs oder Gewebes. Wenn Zellen sich unkontrolliert teilen, zu wuchern beginnen, entstehen Geschwulste. Diese können sowohl gutartig als auch bösartig sein. Eine neue Geschwulst wird als Neoplasie, als Neubildung bezeichnet. Eine benigne Neoplasie ist eine neugebildete gutartige Geschwulst. Gutartige Geschwülste entstehen zum Teil infolge von Störungen der Regulation übergeordneter Impulse, z.B. durch hormonale Fehlsteuerungen endokriner Organe (innerer Drüsen). Sie können unter Umständen ansehnliche Grössen erreichen und das benachbarte Gewebe erheblich beinträchtigen. Die Ursache für die Entstehung von Krebs hingegen liegt in einer Veränderung des Erbmaterials von Körperzellen, die zur Fehlsteuerung des Wachstums führt. Es müssen viele Faktoren, äußere und innere, zusammenwirken, um eine Zelle in eine Krebszelle umzuwandeln.

Am Anfang einer Krebserkrankung wandeln sich normale Zellen in bösartige, die sich unkontrolliert zu teilen beginnen. Wenn die Abwehrmechanismen des Körpers sie nicht zerstören können, entstehen immer mehr kranke Zellen, die zu Beginn eine örtlich begrenzte Geschwulst (Tumor) bilden. Dann werden die Nachbargewebe durchwuchert.

Bösartige, maligne Tumoren zeichnen sich dadurch aus, dass sie der normalen Wachstumskontrolle des Organismus entzogen sind. Die veränderten Zellen vermehren sich ungebremst. Die Geschwulstzellen haben neue biologische Eigenschaften, sie reagieren nicht mehr auf die Regulationsimpulse des Organismus. Sie wachsen in umliegendes Gewebe ein und zerstören es, können in Blutbahnen und Lymphgefäße eindringen und mit dem Blut- und Lymphstrom in andere Körperorgane gelangen, sich dort ansiedeln und erneut vermehren – es entstehen Tochtergeschwülste, die so genannten Metastasen. Man hat den bösartigen, malignen Geschwülsten Namensbezeichnungen gegeben, die sowohl auf ihre Herkunft als auch auf den Schweregrad hinweisen. Bösartige Tumoren, die von der obersten Zellschicht eines Gewebes ausgehen, heissen Karzinome. Tumoren, die sich aus Stütz- oder Bindegewebe entwickeln, heissen Sarkome. Sie werden je nach dem Muttergewebe verschieden bezeichnet. Sarkome kommen im Gegensatz zu Karzinomen auch schon im jüngeren Lebensalter häufiger vor und führen in der Regel zu einem frühen Tod.

Adenome sind gutartige Geschwülste, die von der obersten Zellschicht ausscheidender Drüsen oder von der Schleimhaut des Magen-Darm-Traktes ausgehen. Sie können bösartig entarten, zu Adenokarzinomen. Und sie können nach innen oder nach aussen wachsen. Dazu gehören Adenokarzinome des Gastrointestinaltraktes *(Magen-Darm betreffend)* wie Magen-, Pankreas- *(Bauchspeicheldrüse),* Gallenwegs- sowie kolorektale *(Endabschnitt des Dickdarms betreffende)* Karzinome.

Präkanzerosen sind Neubildungen, die erfahrungsgemäss häufiger als normales Gewebe nach einiger Zeit zu bösartigen Tumoren entarten. Hinter jeder Krebsart und jeder Krebserkrankung steht eine eigene Geschichte. So wenig man von dem Krebs sprechen kann, so wenig gibt es auch die Krebsursache. In bestimmten Fällen, darunter auch bei Sonderformen des Darmkrebses, können krebsbegünstigende Genveränderungen auch vererbt werden.

Äußere Einflüsse, die zur Auslösung einer Krebserkrankung beitragen können, wie beispielsweise Tabakrauch, die ultravioletten Strahlen der Sonne, radioaktive Strahlung, bestimmte Schimmelpilze auf Lebensmitteln, Fehlernährung, einige Virusinfektionen oder manche Chemikalien, können nicht allein verantwortlich gemacht werden. Wesentlich für die Schädlichkeit krebsfördernder Einflüsse ist unter anderem auch die Dauer des Einwirkens. – Zusammen mit der Abnahme der Reparaturfähigkeiten des menschlichen Organismus im Alter ist dies einer der Gründe dafür, dass Krebserkrankungen bei älteren Menschen wesentlich häufiger sind als im jüngeren Lebensalter. An Darmkrebs beispielsweise erkranken in der Regel Menschen eher in der zweiten Lebenshälfte oder sogar meist erst in höherem Alter, bei jüngeren Patienten sind oft vererbte Anlagen festzustellen.

Vorbeugen kann man dem Krebs vor allem durch eine gesunde Lebensweise. Trotzdem kann man davon betroffen werden. Man kann ihn leider wegen seiner vielfältigen, komplexen Struktur nicht auf einfache Weise durch Medikamente heilen. Deshalb wird er je nach dem betroffenen Organ manchmal gleichzeitig auf dreifache Weise angegangen. Durch Chemotherapie, Bestrahlung und Operation. Die Chemotherapie ist eine komplexe Wissenschaft, die eingesetzten Mittel weisen viele gefürchtete Nebenwirkungen auf. Aber man hat durch einen enormen Forschungsaufwand in den letzten Jahren grosse Fortschritte erzielt. Auch bei der Bestrahlung ist man durch neue Geräte so weit gekommen, dass die Zerstörung nebenliegender Organe weit weniger vorkommt. Bei der Operation ist es das Ziel, durch radikale Entfernung der Krebsgeschwulst einschliesslich bereits befallener Lymphknoten den Menschen so vom Krebs zu befreien, dass ein Weiterwachsen gestoppt wird.

Wichtig ist es in allen Fällen, rechtzeitig, das heisst frühzeitig den Krebs zu entdecken, denn das vervielfacht die Heilungschancen. Deshalb kommt der Vorsorge eine enorme Bedeutung zu. Aber leider scheinen alle Aufrufe dazu immer noch wenig zu fruchten. Was dann passieren kann, will ich Ihnen in diesem Buch mit der Beschreibung meines eigenen Krankheitsfalles beschreiben. Aber eines muss man wissen, es gibt nicht den Krebs. Jede Art und jeder Fall ist anders. Jede Erkrankung verläuft je nach der Vorgeschichte des Betroffenen anders. Deshalb sollte man sich vor Analogien hüten. Doch eines haben wir alle gemeinsam. Der Krebs betrifft nicht nur unseren Körper. Unser Geist und unsere Seele werden von seinen Auswirkungen ebenfalls betroffen. Mein Bestreben ist es, allen Betroffenen und ihren Angehörigen Mut zu machen, und aufgrund meiner Erfahrungen wenigstens Gedankenanstösse zum allseitig richtigen Umgang mit dem Schicksalsschlag Krebs zu geben. Vertrauen Sie bitte auch sich selbst, und setzen Sie auf den Fortschritt.

Krebs ist immer eine Schicksalsfügung

Wer trotz seiner Vorsorge mit der brutalen Diagnose Krebs konfrontiert wird und in ein tiefes Loch fällt, stellt unweigerlich die Frage nach dem Warum, – sich selber und den Ärzten.

Die Medizin bietet uns in diesem Moment zwar viel Erfahrungswissen, kann über zunehmend mehr Erfolge berichten, aber auch sie steht bei jedem neuen Krankheitsfall selber vor einer neuen Ungewissheit. Sie kann uns nur selten die genaue Ursache nennen, die im spezifischen Fall zur Erkrankung führte, und der Versuch zur Heilung ist immer wieder ein neues Experiment.

Es gibt nämlich nie **den Krebs,** so wie auch keiner unter den mehr als 7 Milliarden Menschen genau gleich wie der andere ist. Deshalb gibt es auch keine logischen Erklärungen dafür, warum die einen an ihrer Krebserkrankung sterben müssen, die anderen ihn eine kürzere oder längere Zeit überleben dürfen.

Der Krebs betrifft wie alle anderen Erkrankungen auch nie nur unseren physischen Körper, sondern ebenso sehr unseren Geist und unsere Seele. Mit unserem Intellekt allein vermögen wir ihn weder zu verstehen noch zu akzeptieren. Schon die Diagnose empfinden wir als schweren Schicksalsschlag. Welche Hoffnungen bleiben uns also?

Quantenphysiker wie Jean Emile Charon haben schon vor Jahrzehnten die These aufgestellt, dass sich irgendwo im subatomaren Teilchenbereich Geist und Materie nicht mehr trennen lassen. Wird uns deshalb die Quantenphilosophie in Sachen Krebs in Zukunft neue Erkenntnisse und Hoffnungen bringen?

Auf jeden Fall sind alle, die den Krebs überleben durften, durch ihre Erkrankung zu einem neuen Denken gelangt, das Fragen über Fragen zu unserem ganz persönlichen Ich im biologischen wie geistigen Bereich aufwirft.

In den fünfzehn Jahren, in denen ich selber den Krebs bisher überlebt habe, suche ich nach Erklärungen, stelle mir die erlebten Umstände immer wieder aufs Neue vor, verschaffe mir immer mehr Kenntnisse im medizinischen Bereich, taste mich aber auch auf der Ebene der Philosophie an neue Erkenntnisse heran.

Dieses Bemühen hat nicht nur eine immer grösser werdende Dankbarkeit für mein eigenes Erleben entstehen lassen, sondern auch ein Gefühl der Verpflichtung, Mitbetroffenen durch die Schilderung meiner Erfahrungen zu helfen, ihr eigenes Schicksal vielleicht besser zu verstehen und zu bewältigen.

Das Geschehnis „Leben"

Der Begriff Leben erhält im schweren Krankheitsfall plötzlich viele neue Dimensionen. Es ist eine besondere, vor allem philosophische Sichtweise, aus der ich in diesem Buch die Hintergründe meiner Krebserkrankung und meiner Heilung hinterfrage. Als einer derjenigen, die den Krebs lange überleben durften, haben mich meine Erlebnisse dazu gebracht, vor allem über mentale Bereiche vertieft nachzudenken, weil sie nach meiner Erfahrung bei der Entstehung, Behandlung und Heilung vom Krebs eine ebenso wichtige Rolle spielen wie die körperlich-medizinischen Belange.

Bei beiden geht es um das Leben als ein Geschehnis und als Mysterium. Seit der Mensch zu denken vermag, hat er versucht, die Geheimnisse des Lebens auf unserem Planeten und auch im Kosmos zu ergründen. Jede Generation von Forschern und Wissenschaftern hat neue Erkenntnisse hinzugefügt.

Aber jene grosse Ordnung, die alles Geschehen lenkt, bleibt auch für die heutige Wissenschaft, die uns sogar den Vorstoss in den Weltraum ermöglichte, immer noch ein ungelöstes Geheimnis. Das bezieht sich auch auf das Phänomen der Krebsursachen und der Krebs-Heilung, die uns vorläufig weder medizinisch noch philosophisch erklärt werden können, und wo uns deshalb oft Vermutungen und Wahrscheinlichkeiten anstelle von gesichertem Wissen präsentiert werden.

Ich bin zwar kein studierter Mediziner, aber ein geheilter Krebspatient mit Langzeiterfahrung. Gerade diese machte den Spruch *„Erkenne dich selbst"* am Eingang des antiken Apollontempels zu Delphi für mich zur wichtigen eigenen Lebensaufgabe. Und weil die Medizin dabei eine grosse Rolle einnimmt, habe ich mir auch die Aussage des Chirurgen Professor Sauerbruch: *„Wer sich nur auf eingefahrenen Geleisen bewegt, wird niemals Neuland betreten"* zu einer Leitlinie gesetzt. Denn in allen Wissenschaftsbereichen muss man sich immer wieder von bestehenden Dogmen abwenden, um neues Wissen zu erwerben.

Neuland bedeuten heute jene wissenschaftlichen Stimmen aus dem Gebiet der Molekularbiologie mit ihrer These, dass sich irgendwo im submolekularen

Bereich, also auf der Ebene des Allerkleinsten, Materie und Geist nicht mehr trennen lassen.

Sie sind der Ausgangspunkt für eigene Überlegungen im Zusammenhang mit meinem Krebs. Ich habe sie im grossen Staunen, in Ehrfurcht und Respekt vor allem Geschehen im Universum – im unendlich Grossen wie im unendlich Kleinen –, und in angebrachter Demut vor dem grossen wissenschaftlichen Wissen angestellt.

Sie sind auch nur als gedanklicher „*Entwurf*" meinerseits zu betrachten, denn es könnte sonst als Anmassung empfunden werden, wenn ich als Nichtwissenschafter und Nichtarzt besondere Gedankengänge aufnehme, und sie in einen Zusammenhang mit meiner Krankheits- und Heilungsgeschichte bringe. Und doch dürfen und sollen auch wir Patienten neue Denkpfade beschreiten, eigene Anstösse geben, um zusammen mit den Medizinern und Wissenschaftern aufgrund unserer Erfahrungen und Erlebnisse neue Erkenntnisse zu sammeln.

Einklang statt Kampf

Der Begriff „*Kampf gegen den Krebs*" ist in unserer Gesellschaft zu einem vielgebrauchten Schlagwort geworden. Auch als ich Unwissender vor 15 Jahren selber die Diagnose Krebs erleben und ihrem Gefolge eine grosse Operation überstehen musste, wollte ich gemäss den vielen Ratschlägen selbstverständlich gegen ihn kämpfen.

Aber dann wurde mir glücklicherweise klar, dass alle Krankheiten besondere Abläufe in der menschlichen Natur darstellen, und dass einem eine gewisse pantheistische Grundhaltung eher hilft, sie zu überstehen. Wir sind nur ein Bestandteil der beseelten Welt, die sich in der gesamten Natur, in den Menschen, Tieren und Pflanzen manifestiert. Alle ihre Geschöpfe können langfristig nur in Symbiose, im Einklang mit der Natur überleben. Man wäre deshalb in einem *Kampf gegen* die Natur und somit *gegen* den Krebs der aussichtslose Schwächere. Der biegsame Ast übersteht den starken Wind, der knorrige bricht.

Dazu ist von uns gegenwärtig rund 7 Milliarden auf dem Planeten Erde lebenden Menschen nicht einer gleich wie der andere. Somit konnte doch mein Krebs nicht mit dem eines anderen verglichen werden. Ich versuchte, seine vielen Eigenheiten immer wieder im Zusammenhang mit meiner individuellen Lebensgeschichte zu hinterfragen. Mir wurde klar, dass nicht der Kampf, sondern nur die Anpassung und Akzeptanz zum Erfolg führen können, und so begann ich, mich mit meinem ganz persönlichen Krebs zu arrangieren.

Selbstverständlich gehörte der Erwerb von immer mehr Fachwissen über die Krankheit als solche auch dazu. Ich las mich durch Unmengen von Fachliteratur hindurch, im Bestreben, immer mehr davon verstehen zu lernen. Und wo immer möglich führte ich tiefschürfende Gespräche mit meinen Ärzten, zahlreichen Krebsspezialisten, aber auch mit anderen Krebspatienten und ihren Angehörigen.

Am 31. Mai 2001 wurde mein Darmkrebs operiert. Mein unmittelbares Überleben verdankte ich in erster Linie dem Wissen, Können und der Erfahrung eines begnadeten Chirurgenteams, der aufopfernden Pflege im Spital, der weiteren Betreuung durch Onkologen und Pharmakologen. Mit unendlicher, demütiger Dankbarkeit denke ich an jene für mich schwierige Zeit zurück. Aber der

Rückblick auf meinen erstaunlichen Heilungsprozess in den vergangenen fünfzehn Jahren, der schulmedizinisch allein kaum erklärbar ist, ist zusätzlich geprägt von einem ganzheitlichen Hinterfragen.

Meine schulmedizinischen Kenntnisse sind klein im Vergleich mit dem Wissen und der Erfahrung der auf Krebs spezialisierten Ärzte und Wissenschafter, obwohl ich sie immer wieder auf den neuesten Stand gebracht habe. Sie übersteigen aber sicher das Fachwissen des üblichen medizinischen Laien. – Meine Legitimation zur Information anderer Betroffener, ihrer Angehörigen und Freunde, wie auch Ärzte, über meine ganz persönliche Erfahrung mit *meinem* Krebs, liegt vor allem im seltenen Umstand, dass ich ihn inzwischen länger als 15 Jahre überleben durfte.

Auch für mich ist und bleibt der Krebs an sich ein vielfältiges Mysterium. Seine Ursachen und Entstehung konnten bisher weder voll erforscht werden, noch sind Wundermittel oder Therapien entdeckt worden, die zu seiner völligen Heilung führen. Darum ist mir klar geworden, dass mein Krebs und meine Heilung im Zusammenhang mit meiner persönlichen Lebensgeschichte stehen müssen, derjenige eines anderen wiederum mit seiner eigenen Lebensgeschichte.

Deshalb bitte ich meine Leser und Leserinnen, meine in diesem Buch geschilderten Erfahrungen, sowie meine persönlichen Denk- und Verhaltensweisen immer wieder so nachzuvollziehen, als ob Sie selber oder ihre betroffenen Angehörigen sich in jeder einzelnen Situation befinden, und wie Sie sich selber dabei fühlen und verhalten würden.

Ihre gedanklichen Pendants zu meinen Erfahrungen werden so zu Ihrem eigenen Ratgeber für vergleichbare Situationen und Erfahrungen. Sie verfassen so Ihr eigenes Buch.

Eigene spirituelle Gedankengänge können Ihnen helfen, mit eigenen schwierigen Situationen besser klar zu kommen.

Meine persönliche Begegnung mit dem Krebs

Aus eigener Erfahrung weiss ich, dass Krebserkrankungen sowohl von den Betroffenen selbst wie auch von ihren Angehörigen in erster Linie mit Siechtum, Schmerz und Tod in Verbindung gebracht werden. Die grosse Angst vor der Diagnose Krebs hängt wie ein Damoklesschwert über den meisten von uns, seitdem wir wissen, dass die verschiedenen Krebserkrankungen trotz den grossen Fortschritten in der Medizin immer noch eine zunehmende Tendenz aufweisen.
Es ist vor allem diese Angst, gepaart mit Unwissenheit, die den Krebs für viele sogar zum Tabuthema gemacht hat. Man will erst näheres darüber wissen wenn man aus heiterem Himmel mit der brutalen Diagnose Krebs konfrontiert wird. Dann aber reicht sehr oft die Zeit kaum mehr, um sich umfassend zu informieren. Auch ich habe die Diagnose als Blitz aus heiterem Himmel erlebt, und danach wegen meinem ungenügenden Wissen unsägliche Ängste vor der grossen Operation durchstehen müssen.
Wie froh wäre ich beim Diagnoseschock gewesen, wenn ich mehr über den Krebs als Geschehen gewusst hätte, über die Möglichkeiten und Wege, dieses zu bewältigen, über die schwierige Zeit, die mir bevorstand, und über das damit verbundene Erleben und Leiden.
Informationen über Krebs helfen uns dabei, die Erkrankung besser zu verstehen, sie erleichtern es, sich aktiv und vertrauensvoll an notwendigen medizinischen Maßnahmen zu beteiligen und die Krankheit besser zu bewältigen.
Viele mit der Krebserkrankung verbundene Ängste erwachsen aus Fehleinschätzungen der Situation und aus mangelndem Wissen über mögliche und notwendige Maßnahmen der Diagnose und Therapie. Informierte Patienten verstehen besser, was die Ärzte tun, um die Erkrankung festzustellen und zu behandeln, können über mögliche Vorgehensweisen leichter mitentscheiden und eine Therapie besser mit tragen.
Die wissenschaftlichen Erkenntnisse über das Wesen von Krebserkrankungen wachsen ständig, oft in kleinen, für uns Nichtwissenschafter kaum nachvollziehbaren Schritten. Dennoch ergeben sich aus diesem Wissenszuwachs immer wieder Fortschritte auch für uns Patienten. Deshalb ist es einerseits wichtig,

dass wir über die wesentlichen Früherkennungs-, Diagnose- und Behandlungsmöglichkeiten gut informiert sind.

Aber dieses fachliche Wissen ist nur ein Teil dessen, was wir im Falle einer Krebserkrankung neu dazu lernen müssen. Mit der Krebserkrankung beginnt man ganz andere Fragen zu stellen als zuvor. Fragen, die uns die Ärzte nicht oder noch nicht beantworten können oder wollen. Weil der Krebs alle Teile unseres Wesens, den Körper, den Geist und vor allem auch die Seele betrifft, verändert er unser ganzes Leben, unsere familiäre Umgebung, unseren Freundeskreis, und unsere inskünftigen Tätigkeiten. Er setzt viele neue Wertmassstäbe. Die Begegnung mit dem Krebs führt uns unversehens auch in die tieferen Schichten unseres eigenen Seins. Jeder Krebs schreibt auch seine eigene Geschichte, und diese ist mit einer erfolgreich durchgeführten Operation und Therapie noch keineswegs beendet.

Meine persönliche Geschichte will ich Ihnen mit der Schilderung von persönlichen Abläufen und Empfindungen in diesem Buch erzählen.

Der Schock

Es ist später Freitagnachmittag. Zusammen mit meiner Frau bin ich auf der Heimfahrt vom Pflegeheim, wo ich seit längerer Zeit eine ältere Dame aus unserem Bekanntenkreis betreue. Wir nähern uns dem letzten Kreisel vor unserer Wohngemeinde, als ich plötzlich das Gefühl habe, jemand habe mir ein Messer in den Bauch gestossen. Ich könnte aufschreien vor Schmerz, kann kaum mehr das Steuerrad festhalten, und fühle mich sterbenselend. Kalter Schweiss tritt mir auf die Stirne und mir wird schwindlig. Als ich auf die Seite fahre und anhalte fragt meine besorgte Gattin *"Was ist denn los mit Dir"*. *"Ich weiss nicht, ich habe plötzlich so starke Schmerzen im Bauch und fühle mich so elend"*. *"Dann fahre doch bitte sofort zu Dr. Strasser."* – *"Ich kann nicht, das ist zu weit, und er ist heute sowieso abwesend"*. Als der Schmerz nach einer Weile etwas nachlässt, fahre ich wenigstens noch die 800 m bis nach Hause. Kaum dort angekommen, wird alles erneut schlimmer.
Ich schaffe es noch bis zur Toilette, bin nahe am Kollabieren. Es ist als ob man mit Messern meinen Bauchraum traktiere. Dann bricht es aus mir heraus, ein blutiger Durchfall verbunden mit grossen Schmerzen. Nach der Entleerung klingen langsam die stärksten Schmerzen ab und ich fühle mich etwas besser. Alles erscheint mir wie ein Albtraum. Ich weiss überhaupt nicht, was geschehen ist und was die Ursache sein könnte. Trotzdem will ich jetzt nicht einen anderen Arzt aufzusuchen, weil ich mich seit Wochen beim Hausarzt wegen zahlreichen Symptomen in Behandlung befinde.
Die Nacht erscheint mir unendlich lange, besonders weil ich Angst davor habe, dass sich der ganze Schrecken wiederholen könnte. Frühmorgens kann ich nach einem telefonischen Anruf sofort in die Sprechstunde. Die Beschwerden sind natürlich zu diesem Zeitpunkt abgeklungen, ich kann nur noch schildern, wie sich alles abgespielt hat. Auf die Fragen nach dem Essen des Vortages ergeben sich auch keinerlei Anhaltspunkte für eine Diagnose.
Dr. Strasser möchte aber sicher gehen und gibt mir Testbriefchen für den okkulten Stuhl-Bluttest (mit dem wird das Vorhandensein von Blut im Stuhl abgeklärt) mit nach Hause, erklärt mir, wie ich von heute bis Montag die Stuhlproben zu entnehmen habe.

Übers Wochenende passiert nichts mehr, ich habe fast Hemmungen, weil ich den Arzt am Samstag schon frühmorgens mobilisierte und in Anspruch nahm. Am Montagvormittag bringe ich die Testheftchen in die Praxis. Man werde mir raschmöglichst über das Ergebnis berichten. Und tatsächlich, am späten Nachmittag erhalte ich den Bescheid, dass in allen drei Proben Blut festgestellt worden sei. Wir treffen eine neue Verabredung für den nächsten Tag.

In der Sprechstunde schlägt mir Dr. Strasser vor, sicherheitshalber in unserem Bezirksspital eine Darmspiegelung vornehmen zu lassen, und er meldet mich gleich telefonisch an. Am Mittwoch nächster Woche ist ein freier Termin.

Am Vorabend erdulde ich die unangenehme Prozedur der völligen Darmentleerung, muss mehrere Liter eines grausigen Zeugs trinken. Das Mitleid meiner Frau ist mir dabei nur ein schwacher Trost. Am nächsten Morgen führt der Chefarzt Dr. Klarer selber die Untersuchung durch. Meine wie immer sehr interessierte Frau darf dabei sein, weil sie ihm von den vielen Besuchen anlässlich meiner verschiedenen längeren Spitalaufenthalte der letzten Jahre noch gut bekannt ist. – Für mich ist es die erste Darmspiegelung. Als langjähriger Sanitäterausbildner bin ich daran natürlich höchst interessiert, lasse mir vom Arzt alles bis ins Detail erklären. *"Sehen Sie, das ist ein Polyp. Die meisten davon weisen eine Art Stiel auf, mit dem sie mit der Darmwand verbunden sind. Dieser hier ist direkt auf der Darmwand entstanden"*. Er entfernt diesen Polypen mittels eines Spezialinstruments, das gleichzeitig eine Kamera enthält, entnimmt Proben an verschiedenen Stellen, gibt sie in ein kleines Glasröhrchen. *"Zum Gewebeuntersuch – Sie brauchen aber keine Angst zu haben, ich halte den Polypen für gutartig"*. Und hier ist sein Bild

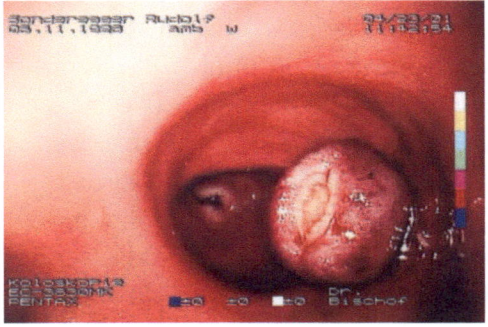

Das ist uns ein Trost. Ich muss noch eine gute Stunde im Ruheraum warten, bis die Wirkung der mir beim Untersuch verabreichten Medikamente nachgelassen hat. Mit zwei eindrücklichen Fotos des Polypen aus meinem Innenleben kehre ich zuversichtlich nach Hause zurück. Gott sei Dank ist noch einmal alles gut gelaufen. Der Labor-Bericht werde mir in einigen Tagen zugestellt.

Es ist dann am folgenden Samstagvormittag, meine Frau befindet sich wie jede Woche beim Friseur, als mich Dr. Strasser ganz ungewohnt persönlich anruft. *"Ich muss Ihnen leider, leider eine schlechte Nachricht geben. Der Test ist positiv ausgefallen." – "Heisst das, es ist Krebs??" – "Leider, leider ja"*.

Ich weiss nicht mehr, wie lange meine Pause, mein Denkausfall daraufhin gedauert hat. Ich weiss auch nicht mehr, was ich darauf geantwortet habe, ausser der Zusage, am Montagvormittag zusammen mit meiner Frau zur näheren Besprechung zu kommen.

Aber nach dem Auflegen des Hörers realisiere ich, dass sich die Welt verändert hat, ganz gewaltig verändert hat. Leider ist meine Frau in diesem Moment meiner noch nie so erlebten Fassungslosigkeit nicht da, ich muss den ersten Schock allein durchstehen.

Krebs, das ist doch das, wovor wir uns alle immer so geängstigt haben, das, was wir alle gehofft haben, nie erleben zu müssen. Das ist die Situation, die ich in meiner Patientenverfügung noch ganz speziell aufgeführt habe. Und worüber ich doch so wenig weiss, weil ich mich aus einer geheimen Angst heraus zu wenig um ein entsprechendes Detailwissen gekümmert habe.

Mein akuter Gemütszustand und mein Denkvermögen sind schwer zu beschreiben. Es hat sich eine Art Schleier des Nichtwahrhabenwollens und des Unwahrscheinlichen darauf gelegt. Wäre es wohl so, wenn ich Drogen genommen hätte? Weil ich das nicht kenne, vermag ich es nicht zu beurteilen.

Als meine frisch frisierte Frau Gemahlin aufgestellt nach Hause kommt und gleich mit dem Erzählen verschiedener Neuigkeiten beginnt, stoppt sie nach einigen Sätzen mit einem fragenden Gesicht *"Was ist denn los mit Dir??"* – *"Dr. Strasser hat in Deiner Abwesenheit angerufen"*. – *"Er selber?" – "Ja"*. – *"Um Himmelswillen, was ist los?" – "Es ist Krebs!"*

Dann schüttelt es mich, und ich bringe nur noch heraus *"Wir sind dann am Montagvormittag bei ihm, um alles zu besprechen"*. Noch nie habe ich eine stille Umarmung meiner Frau so empfunden wie jetzt.

Und langsam löst sich meine Verkrampfung, bin ich wieder fähig zu denken und zu reden. *"Aber um Himmelswillen, so darfst du doch nicht denken"* tönt es von meiner aufgewühlten Frau, als ich ihr beizubringen versuche, dass ich mich bei einem bestimmten Befund weder einer Operation und auf gar keinen Fall einer Chemotherapie werde unterziehen lassen. Aber jetzt, in diesem Zeitpunkt, kann und will ich nicht im Detail darüber sprechen, ich brauche Zeit und Rat.

Die Mittagessenszeit verbringe ich in meiner Buchhandlung in St. Gallen auf der Suche nach Arztbüchern zum Thema Krebs. Ich werde fündig, kehre schwer beladen ins stille Kämmerchen nach Hause zurück. Dort will ich vorläufig nicht gestört werden, auch nicht mit den inzwischen informierten Kindern sprechen. Ich brauche einfach Zeit!

Zeit zum Zurückdenken! Zum Reflektieren. – Und Zeit zum Vorwärtsdenken!

Das Gespräch mit dem Hausarzt

Verzweifelt habe ich seit seinem Telefonanruf darauf gewartet, endlich persönlich mit Dr. Strasser über die mir bekannt gegebene Diagnose reden zu können. Die zwei Tage waren angefüllt mit Nachdenken, Lesen der Fachbücher über den Krebs, Erstellen von Listen und Anordnungen. Geschlafen habe ich kaum, die Zeit musste nützlicher verwendet werden, und ums Essen war es mir auch nicht.
Wir sind die ersten Patienten, die der Hausarzt an diesem Morgen empfängt. Scheint es mir nur so, oder ist auch er heute irgendwie anders? Als Erstes bitte ich ihn, meine neue Patientenverfügung zu lesen, ohne sie vorläufig zu kommentieren. Dann sage ich ihm, dass ich seit seinem Telefon vom Samstag über Stunden hinweg Fachliteratur studiert habe, um wenigstens etwas mehr über den Krebs zu erfahren. Er hat eine Telefonnotiz vor sich, die er immer wieder hin- und herrückt. Die Diagnose-Nachricht sei ihm auch erst am Samstagmorgen vom Spital Rorschach telefonisch durchgegeben worden, auf die schriftliche Bestätigung warte er noch. Der bei der Darmspiegelung entfernte Polyp sei wie üblich histologisch untersucht worden und habe sich als bösartiges Karzinom herausgestellt. Dessen Lage im Enddarm sei rund eine Handbreite vom Darmausgang entfernt. Weitere Polypen seien nicht entdeckt worden. Nun sei es aber so, dass unbedingt sofort abgeklärt werden müsse, in welchem Fortschrittsstadium sich das Karzinom befinde, und ob sich allenfalls bereits Metastasen, Ableger, gebildet hätten. Die Gefahr von Metastasierung sei bei Darmkrebs nämlich erheblich. Das Spital Rorschach habe ihm meine Weiterleitung an das Kantonsspital St. Gallen empfohlen, weil man selber ungenügend für die Durchführung von Darmkrebsoperationen ausgerüstet sei. Er würde mir deshalb dringend empfehlen, sofort mit St. Gallen Kontakt aufzunehmen.
Jetzt bitte ich ihn, den Passus betreffend Krebs in der ihm soeben vorgelegten Patientenverfügung zu lesen. Zum Entsetzen meiner Frau erkläre ich ganz klar, mich nicht operieren lassen zu wollen, wenn dabei ein künstlicher Darmausgang angelegt werden müsse. Auch würde ich mich unter keinen Umständen einer Chemotherapie unterziehen. Das sonntägliche Studium der Unterlagen hätte mir nämlich bestätigt, dass die Erfolgsquote der Chemotherapie beim

Darmkrebs nur gering sei, die zu erwartenden Nebenwirkungen aber beträchtlich. Ich lege ihm die angestrichenen Stellen in den Unterlagen vor.

Mit grossem Ernst und Eindringlichkeit macht Dr. Strasser mich darauf aufmerksam, mit welch schweren Folgen diese Entscheide meinerseits verbunden sein würden. So hätte ein Nichtoperieren das Fortschreiten der Krebsbildung zur Folge. Das würde zu einem Darmverschluss mit Noteingriff und einem schrecklichen Todesgeschehen führen. Darüber müsse ich mir vollends im Klaren sein. Er respektiere alles, was ich in meiner Patientenverfügung festgehalten habe, und kenne mich und meine ethische Einstellung ja auch schon seit langer Zeit. Aber hier könne und dürfe er nicht anders, als mich bitten, das Gespräch mit einem Spezialisten sofort aufzunehmen und mich von diesem weiter informieren zu lassen. Jeder Krebs habe nämlich seine eigene Geschichte, deshalb dürfe man nicht einfach aufgrund anderer Patientenerlebnisse ein Urteil bilden und Entscheidungen treffen.

Meine Frau, emotional völlig durcheinander und aufgelöst, bittet mich inständig, doch dem Ratschlag unseres Hausarztes zu folgen. Ich sehe ihr Leiden, und bin schliesslich einverstanden. Auf meine Anschlussfragen erhalte ich von Dr. Strasser bereitwillig weitere Auskünfte. Und nach einigen Momenten der weiteren Überlegung bin ich damit einverstanden, dass er mich gleich telefonisch mit Herrn Prof. Dr. Christof Kurz am Kantonsspital in St. Gallen verbindet, um mit ihm einen Termin zu vereinbaren. Danach bewegen sich meine Gedanken wie im dichten Nebel. Mein Gefühlszustand ist völlig wirr. Emotionen der Unsicherheit, Ängste, Bemühungen zum klaren sachlichen Denken und Gedanken an meine Lieben wechseln ständig miteinander ab. Ich glaube ich bin in dieser Stunde ein völlig anderer, mir unbekannter Mensch. Wo ist nur meine bisherige Entscheidungsfreudigkeit geblieben, wo mein Lebensmut und meine Zuversicht? Stumm, wortlos, und doch in ständiger innerer Kommunikation kehren meine Frau und ich nach Hause zurück. Noch nie zuvor waren wir einander so nahe wie jetzt, noch nie hatten wir einander so nötig wie jetzt. Es ist dieses Gefühl, das ich fortan als Leitlinie für meine weiteren Entscheidungen in den Vordergrund stellen will.

Erster Kontakt mit dem Chirurgen

Der heutige Gang nach Canossa fällt mir sehr schwer. Sowohl vom Hausarzt als auch vom untersuchenden Spitalarzt ist mir der bekannte Chirurg Prof. Dr. C. Kurz als erste Kapazität für Darmkrebsoperationen empfohlen worden. Wir sind auf 10.45 Uhr mit ihm verabredet. Gestern Sonntag habe ich mir immer wieder überlegt, wie dieses Gespräch wohl ablaufen sollte. In den vergangenen zwei Wochen seit der Bekanntgabe der Diagnose Darmkrebs durch Dr. Strasser habe ich mir intensiv Informationen aus medizinischen Fachbüchern beschafft. Für das heutige Gespräch habe ich schriftlich einen Fragenkatalog erstellt und auch eine Anamnese der letzten Jahre ausgearbeitet. Diese und meine Patientenverfügung habe ich mitgebracht. Zweck dieses ersten Kontaktes ist es, von Prof. Kurz alles Wissenswerte über eine allfällige Operation zu erfahren, ihn andererseits auch über mich in Kenntnis zu setzen. Seine Auskünfte werden für mich nicht nur lebenswichtig, sondern vermutlich auch lebensentscheidend sein.
Wir werden von der netten Chefsekretärin in das Besprechungszimmer geführt, das eher einem geschmackvoll möblierten Salon gleicht. Dann kommt Prof. Kurz. Nicht in weiss, wie erwartet, sondern salopp wie ein Golfspieler in der Pause. Er macht einen légéren Eindruck, begrüsst meine Frau und mich ohne jenen Ernst, den ich erwartet habe.
"Ihr Hausarzt hat mich gebeten, Sie über die Zusammenhänge bei den Tumoroperationen zu informieren, was ich selbstverständlich gerne mache". Ich stelle mich kurz vor, erwähne, dass ich dank meiner vor Jahren erfolgten tropenmedizinischen Teil-Ausbildung und den zwei Jahrzehnten Tätigkeit als Sanitäterausbilder über gewisse medizinische Grundkenntnisse verfüge, und dass ich mich seit der erfolgten Diagnose intensiv über das Fachgebiet Krebs zu informieren versuchte. Dann lege ich ihm meine Fragenliste vor die er aufmerksam durchliest. Als er aufschaut meint er anerkennend, dass er diese Form von fundierter Fragestellung durch einen Nichtarzt bisher noch kaum erlebt habe. Er sehe, dass er mit mir ganz offen alle Probleme besprechen könne.
Zwei Sachen wolle er in den Vordergrund stellen. Erstens sei durch die histologische Untersuchung des Biopsiegewebes die Diagnose maligne Geschwulst

gesichert worden. Zweitens sei bei der Darmspiegelung festgestellt und durch die vorliegende Fotografie belegt worden, dass sich der entfernte Polyp auf dem Darmgrundgewebe entwickelte und zwar nicht in Stielform. Diese Ausgangslage sei beim weiteren Vorgehen in erster Linie zu berücksichtigen.

Nur durch operative Eröffnung werde man sichere Antworten auf die auch von mir gestellten Fragen erhalten. Beispielsweise sei durch bildgebende Untersuchungen allein weder das genaue Tumor-Stadium festzustellen, noch ob es sich um ein präinvasives Karzinom handle. Aber durch präoperative *(vor der Operation erfolgende)* Untersuchungen mittels CT *(Computer-Tomographie)*, Sonographie *(Ultraschall)*, Thoraxröntgenaufnahmen *(Röntgen des Brustraumes)* werde man eine allfällige Metastasierung abklären. Ziel und Zweck der Operation sei die völlige kurative Entfernung des befallenen Teiles, sowie die eventuell auch erforderliche chirurgische Therapie allfälliger Metastasen. Ohne Operation müsse ich mir entsprechende Überlegungen über die mit Sicherheit erfolgende generelle Weiterentwicklung anstellen. Bei Darmkarzinomen bestehe gemäss den langjährigen Erfahrungswerten das Risiko von Metastasierungen in Leber, Lunge, Lymphknoten. Bei der chirurgischen Behandlung stehe die operative Tumorentfernung, die radikale Resektion der betroffenen Abschnitte einschliesslich der Lymphgefässe, im Vordergrund, und zwar in kurativer Absicht *(Therapieziel ist die Heilung)*.

Was das Anlegen eines Anus praeter, eines künstlichen Darmausganges betreffe, habe man in der heutigen Chirurgie grosse Fortschritte gemacht. Die Lokalisation des Tumors, seine Entfernung von der Anokutanlinie, entscheide über das Kontinenz erhaltende Verfahren. Wenn er sich näher als 6 cm an der Anokutanlinie *(beim Darmausgang)* befinde, müsse ein bleibender Anus praeter angebracht werden, bei 6-9 cm hingegen genüge ein passagerer Anus praeter, also ein vorübergehend angebrachter künstlicher Ausgang, und bei einer Entfernung von über 9 cm, bei einer Sigma-Rektum-Resektion, sei kein Anus praeter erforderlich.

Eine Chemotherapie sei nicht vorgesehen. Meine Feststellung der ungenügenden Erfolgsquote bei Darmkrebs sei richtig. Bislang sei eine Lebensverlängerung und/oder Verbesserung der Lebensqualität durch die Chemotherapie bei diesen Tumoren nicht bewiesen. Auch eine Strahlentherapie sei nicht vorgesehen.

Mich beeindruckt seine kompetente und überzeugende Art der Aufklärung. Und wenn ich jemals versucht habe, meine Menschenkenntnis bei einem Gegenüber ins Spiel zu bringen, dann ist es jetzt, bei diesem Arzt, dessen Können und dessen Chirurgenhände über mein Weiterleben oder Tod entscheiden sollen.

Ich lasse mir von ihm noch Fragen über den Operationsablauf, über den Risikograd – den meine Bücher mit 50:50 aufführen – die voraussichtliche Aufenthaltsdauer im Spital, über die Nachbehandlung, über das Risiko des von mir so befürchteten künstlichen Darmausganges usw. beantworten.

Dann bin ich überzeugt. *"Welchen Operationstermin schlagen Sie mir vor?"* – Die Antwort *"innerhalb der nächsten Tage"* habe ich aber doch nicht in dieser Form erwartet. Für meine Aussage *"Ich muss doch noch so vieles vorher erledigen können"* hat er skeptisches Verständnis, aber wir einigen uns auf eine Wartezeit von höchstens 10-12 Tagen, je nach seinem Operationskalender, den seine Sekretärin mit uns noch besprechen werde.

In arger Zeitnot

12 Tage habe ich mit dem Chirurgen Prof. Dr. C. Kurz bis zum Spitaleintritt ausgehandelt. Haben Sie schon einmal versucht, ein Restleben innert zwölf Tagen zu organisieren? Es ist eine Schreckensvorstellung und eine unlösbare Aufgabe. Ich werde meine Schlafenszeit auf drei Stunden pro Nacht herunterschrauben. Und auch dann sehe ich noch schwarz, weil so vieles auf Erledigung wartet. Nur schon für die Erstellung der Listen sind zwei Stunden draufgegangen, und jetzt muss ich erst noch die Prioritäten setzen. Ist der Ehe- und Erbvertrag mit meiner Frau noch hundertprozentig aktuell, ebenso das Testament?

Ich muss auch ein genaues Instruktionsbuch ausarbeiten, damit meine Frau und meine Kinder über alles Bescheid wissen, was ich seit Jahrzehnten immer selber erledigt habe. Darin auch die Tätigkeiten in Haus und Garten einschliessen, die niemand sonst gemacht hat und kennt.

Dann muss ich doch eine genaue schriftliche Übersicht über unsere finanziellen Verhältnisse erstellen, Banksaldi einholen, kurz- und langfristige Verpflichtungen auflisten. Die beruflichen Pendenzen müssen auch schriftlich festgehalten werden.

Ferner muss ich unbedingt ein Instruktionsdossier erstellen, in dem alle Tätigkeiten und Abläufe festgehalten sind, welche die Betreuung der 92-jährigen Frau K. betreffen, die ich schon seit 5 Jahren in sämtlichen Belangen betreue, vom Pflegeheim, den Finanzen, bis zu den wöchentlichen Besuchen und Gesprächen. Wird mein ältester Sohn diese Aufgabe wohl übernehmen können, im Einverständnis mit Frau K.? Es muss doch noch ein Substitut ernannt werden und es ist eine Übersicht darüber zu erstellen, wie ich alle administrativen Angelegenheiten organisiert habe.

Wer übernimmt die Betreuungsmandate der anderen alten oder kranken Leutchen, deren Interessen ich teilweise schon länger wahrnehme? Sie müssen doch noch von mir orientiert und Nachfolgen geregelt werden. Auch möchte ich möglichst keine Fragen betreffend meiner Erbschaft offen lassen. Hätte ich doch nur schon lange die dafür erforderlichen Inventar- und Zuteilungslisten erstellt. Was geschieht mit meinen Musikinstrumenten, was mit den über 100 selber gemalten Bildern, die sich noch im Lager befinden, wie soll meine grosse Bibliothek aufgeteilt werden? Welche Unterlagen kann ich noch so aussortieren, dass sie von meiner Familie ohne Nachkontrolle entsorgt werden können? Und welche sind andererseits von ihnen weiterhin aufzubewahren?

Und ich muss doch noch so vieles mit meinem Freund, den ich als Willensvollstrecker eingesetzt habe, im Detail besprechen. Ist er überhaupt da?

Fast unlösbar scheint mir die Aufgabe, mein in Arbeit befindliches neues Buch noch vor dem Spitaleintritt fertigzustellen, mitsamt der Inhaltsüberarbeitung, der druckfertigen Satzherstellung, die ich auf dem Computer ja selber mache. Das *Gut-zum-Druck* muss ich unbedingt vor dem Operationstag geben. Und die Druckerei sollte ich auch zu einer Parforceleistung überreden. Dieses letzte Buch, das den Titel trägt *"Vom Zauber des Anfangs zum entzauberten Ende"*, und als ein Ratgeber für zwischenmenschliche Beziehungen gedacht ist, liegt mir doch als ein allfälliges letztes geistiges Vermächtnis so am Herzen. Wird sodann meine Familie die Administration organisieren können, wenn ich nicht mehr hier sein sollte? Sie weiss ja bisher auch nichts über all die Archive, die nur teils in Form von schriftlichen Unterlagen vorhanden, teils aber auf meinen drei Computern gespeichert sind. Ich muss sie unbedingt über deren Organisationsstruktur informieren. Wie war ich doch nachlässig all die Jahre über. Allein schon das Sammeln dieser Gedanken und Überlegungen macht mich beinahe schon chaotisch und verzweifelt. Schriftlich festhalten muss ich sie auch noch.

Wenn nur diese verspätete Frühjahrsgrippe nicht wäre, derentwegen ich mich jetzt schon einige Wochen in ärztlicher Behandlung befinde. Ob mir meine Frau die äusserliche Gelassenheit abnimmt?

Die endgültige Operations-Entscheidung

Meine endgültige Entscheidung für eine Operation sollte eine Symbiose darstellen zwischen vielen für mich lebenswichtigen Kriterien:
- Meinem allgemeinen Credo
- Meiner nicht nur durch das Alter bedingten Einstellung zum Leben und zum Sterben
- Meiner Definition von Lebensqualität
- Meiner Einschätzung der Zeit und der betreffenden Lebensqualität nach einer Operation
- Meiner Einschätzung der Zeit und der betreffenden Lebensqualität ohne Operation
- Meiner Berücksichtigung und Würdigung der Familieninteressen
- Meinem persönlichen Wissensstand über Darmkrebskrankheiten
- Dem Vertrauen in die fachlichen und menschlichen Eigenschaften meiner involvierten Ärzte
- Dazu einer Rücksichtnahme auf die menschliche Gesellschaft

Es galt, den Diagnoseschock möglichst rasch und auf einer Ebene zu überwinden, bei der alle die obigen Erwägungen ihren gebührenden Platz fanden. Ich gehöre nicht zu jenen Menschen, die den Tod mit allen Mitteln *"wegdoktern"* wollen. Das ist nicht nur eine Sache des Alters, sondern des Begreifens und der Akzeptanz des Werden-Sein-Vergehen als solchem.

Lebensqualität bedeutet für mich einen integralen Begriff von geistigem und körperlichem Wohlfühlen. Für mich ist vor allem das letztere ohne das erstere nicht denkbar, weil ich das geistige Wohl vorrangig einstufe. Anderseits bin ich kein Held im Erdulden körperlichen Leidens, und dies hat im gegebenen Fall dann rasch Auswirkungen auf mein geistiges Befinden. Ferner liegt mir das Wohlbefinden meiner Familiengemeinschaft, vorab das meiner Frau und meiner Kinder, mehr am Herzen als das eigene. Denn ich habe schon ein langes Leben hinter mir, nur noch kurze Zeit vor mir. Wenn es meiner Familie gut geht, fühle auch ich mich wohl, und wenn es einem Familienmitglied schlecht geht, fühle ich mich miserabel, vermutlich schlechter als das Betroffene selber.

Die Natur hat mich mit einem gewissen Intelligenzgrad ausgestattet, den ich verantwortungsbewusst einzusetzen versuche. Schon die Bibel spricht davon, dass man mit seinen Talenten sorgsam umgehen soll. Noch mehr weisen die von mir hochgeschätzten fernöstlichen Philosophien auf diesen Punkt hin.
So bin ich überzeugt davon, dass es nicht gut ist, immer alles Machbare in den Vordergrund zu stellen. Auch eine zwar machbare Operation ist unter Umständen nicht sinnvoll, wenn alle Nebenumstände mit berücksichtigt werden. Für mich muss es erkennbar bleiben, dass ich bis zum Schluss in dieser menschlichen Gemeinschaft eine nützliche Aufgabe erfüllen kann. Ist dem nicht mehr so, kann ich nicht mehr dienen, dann falle ich nur noch zur Last, und dann soll allein die Natur über mein Weiterverbleiben entscheiden. Unter Berücksichtigung all dieser Überlegungen habe ich mich schliesslich doch zur Operation entschlossen, mir aber bis zur Verabreichung der Narkosespritze ein Rückkommen auf den Entscheid vorbehalten.

Die Spital-Tage vor der Operation

Diese Tage werden mir deshalb unvergesslich bleiben, weil sie so vielfältig waren. Erstens geprägt von einer nie zuvor erlebten Ungewissheit und Unsicherheit, und sodann erfüllt von einer ebenfalls neuen Spitalhektik.
Bei der Eintrittsanmeldung kam ich mir noch wie eine Art Hotelgast vor. Aber mit nicht zu beschreibenden, ganz anderen Erwartungen.
Zusammen mit einer spezialisierten Krankenschwester füllte ich später minutiös den umfangreichen Anamnese-Fragebogen aus, in dem sämtliche meiner vorangegangenen Krankheitserlebnisse sowie hereditären *(erblichen)* Zusammenhänge genau aufgelistet wurden. Man erklärte mir, dass dies bei einer Krebserkrankung besonders wichtig sei. Die Erkenntnisse daraus dienten zusammen mit den bereits eingesandten Arztberichten und vorangegangenen Untersuchungsergebnissen zur Festlegung der jetzt noch zu treffenden weiteren Untersuchungen.
Dieses Ablaufprogramm einschliesslich der nicht vermeidbaren, aber mit einer verständlichen Ungeduld ertragenen Wartezeiten füllte den Nachmittag und den ganzen folgenden Tag voll aus.
Röntgen des Thorax *(Brustraumes)*, EKG, d.h. Elektrokardiogramm, Magnetresonanztomographie, Sonographie zur Abklärung vorheriger TIA, folgten einander Schlag auf Schlag. Mit jeder absolvierten Untersuchungsrunde fühlte ich mich enger zugehörig zum Clan der vor der Operation stehenden Krebspatienten. Ein eigenartiges Gefühl.
In verschiedenen Gesprächen orientierte mich der für die Operation zugeteilte Assistenzarzt Dr. Zanoni über die mich brennend interessierenden technischen Operationsbelange. So erstellte er für mich extra eine Zeichnung des zu operierenden Darmbereiches, klärte mich darüber auf, dass die Nähte zur Zusammenführung der Darmabschnitte mittels eines besonderen Gerätes erstellt würden, zeigte mir wo und wie die verschiedenen Katheter für den Abfluss und die Zufuhr angebracht würden, und dass man für einige Tage auch eine Schmerzmittelpumpe anbringen würde.

Die für mich vom Arzt erstellten Operations-Skizzen

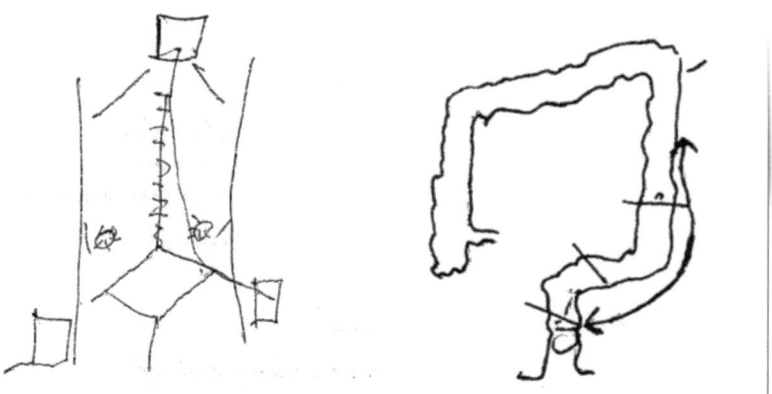

Der "Aufschneide-Plan"   t markiert der zu entfernende Darmabschnitt

Als alt gedienter Sanitäter-Ausbildner schätzte ich es natürlich besonders, derart ausführlich über all das aufgeklärt zu werden, was ich bei und nach der Operation zu erwarten hatte. Erstaunt reagierten die Ärzte der einzelnen Abteilungen nur auf meinen jeweiligen Wunsch, ausführlich über die Untersuchungsergebnisse aufgeklärt zu werden und selber Einsicht in die Untersuchungsprotokolle nehmen zu dürfen.

Wenig sympathisch war mir dann das schon bei der Durchführung der Darmspiegelung erlebte Prozedere zur Darmentleerung mittels einer abscheulich schmeckenden *"Trinkkur"*. Aber es leuchtete mir natürlich ein, dass ein vollständig entleerter, sauberer Darm eine wichtige Voraussetzung für den einwandfreien Operationsablauf darstellte.

Was mich sodann beschäftigte und beunruhigte, und auch dem Arzt und der Zimmerschwester zu Bedenken Anlass gab, war mein trotz Antibiotikaverabreichung nicht nachlassender Husten. *"Hoffentlich geht das dann doch gut"* war mein sehnlichster Wunsch.

Anstelle eines Abendessens unterhielt ich mich per Telefon lange mit meiner lieben Frau Gemahlin. Ich entschuldigte mich bei ihr vor allem deswegen, weil ich nicht mehr alles bis aufs Letzte organisieren konnte, was ich mir vorgenommen hatte. Aber diese Tapfere versuchte mich mit dem Hinweis zu beruhigen, ich könne das dann ja nach der Rückkehr aus dem Spital immer noch nachholen. Ich weiss, dass sie fest an diese Variante glaubte.

Geschlafen habe ich in der Nacht vor dem Operationstag trotzdem nicht sehr gut, weil ich die vielen Gedanken einfach nicht mehr loswurde. Dabei weiss ich nicht einmal mehr, ob mir ein Schlafmittel verabreicht wurde. Aber geblieben ist mir die Erinnerung an ein weiteres langes Spätabendgespräch, das ich mit der 92-jährigen Dame führte, die ich die letzten sechs Jahre stellvertretend für ihre längst verstorbenen Familienmitglieder betreut habe. Der Zufall oder eine besondere Fügung wollte es, dass sie zur gleichen Zeit im gleichen Spital, im gleichen Trakt, zur Behandlung eines Beinleidens eingewiesen worden war. Jetzt musste ich eigenartigerweise sie beruhigen, weil sie so grosse Ängste hatte, dass ich die morgige Operation nicht überstehen könnte. Also führten wir in ihrem Zimmer ein tiefschürfendes Gespräch über den Sinn und Zweck des Lebens und des Sterbens. Das ging mir natürlich in der Nacht auch nicht mehr aus dem Sinn. Die ganze Nacht geplagt wurde ich von dem schon erwähnten hartnäckigen Husten.

Aber zum Glück hatte ich noch eine besondere Aufgabe zu erfüllen. Am Vormittag hatte mir meine Frau noch das *"Gut-zum-Druck"* meines neuesten Buches *"Vom Zauber des Anfangs zum entzauberten Ende"* von der Druckerei gebracht. Es war ja mein Herzensanliegen, dass dieses Buch unbedingt noch erscheinen sollte, auch für den Fall, dass meine Operation nicht erfolgreich verlaufen sollte. Aber ich muss eingestehen, dass ich manche Seite zweimal lesen musste und glücklich war, keine grösseren Korrekturen mehr vornehmen zu müssen.

Die neue Integration und Prägung als Spitalpatient

Beim Spitaleintritt nach der Diagnose einer Krebserkrankung ist man als Ernstfall-Patient gewissermassen noch ein unbeschriebenes Blatt, ein Neuling oder Novize. Man weiss noch nicht, was einem bevorsteht, was einen erwartet. Aber mit jeder Stunde wird man mehr in eine Art Gruppe integriert, die sich vorerst nur schwer bezeichnen lässt. Wir Männer erleben etwas Vergleichbares, wenn auch auf einer völlig anderen Ebene, wenn wir in den Militärdienst eintreten. Dort ergibt sich durch das gemeinsame Durchstehen von ungewohnt harten und unangenehmen Erlebnissen die so genannte Militärkameradschaft, man wird Mitglied eines *"verschworenen"* Bundes.

Etwas Ähnliches tritt ein, wenn man zum ersten Mal im Spital zur Gruppe der Patienten mit einer schweren Erkrankung zählt. Anfangs ist man wörtlich genommen ein unbeschriebenes Blatt. Aber es wurde uns eine Nummer zugeteilt, die des Krebs-Patienten XY von der Station XY. Diese Nummer wird uns inskünftig immer und überall begleiten, sie dient jeder Krankenschwester, jedem Arzt, jeder Stationsleiterin, jedem Pfleger zu unserer Identifikation, ist quasi ein Ersatz für das Autokennzeichen auf der Strasse. Mit jedem Untersuch, mit jedem Gespräch das der Erhebung der Anamnese, der persönlichen Krankheitsgeschichte dient, füllt und erweitert sich unsere Patientendokumentation.

In einer bunt zusammen gewürfelten Gruppe von Patienten sitzen und warten wir gemeinsam in den Vorzimmern zu den Untersuchungsräumen. Wir studieren gegenseitig unsere Gesichter, stellen Gedanken über unsere vermutlichen Leidensgeschichten an. Meistens ist man dabei still in Gedanken versunken. Nur wenige extravertierte Mitpatienten beginnen ein Gespräch, um das es uns gar nicht so recht zumute ist. Man ist ja auch über den Ablauf der bevorstehenden Spezialuntersuchungen noch nicht informiert. Deshalb versuchen wir, von den Krankenschwestern und Pflegern einiges darüber zu erfahren, getrauen uns meistens auch, den Ärzten Fragen zu stellen.

Anfänglich fühlen wir uns vollkommen unwohl und ungewohnt in der neuen Rolle als Mitglied des Patientenclans. Aber mit der Zeit zählen wir uns bereits zu den Erfahrenen, nach jeder weiteren Untersuchung fühlen wir uns irgendwie sicherer, erkennen dadurch selber die noch unsicheren Neulinge. Und so komisch es klingen mag, dieses Zugehörigkeitsgefühl ist ein wichtiges Erlebnis, um sich mental auf die bevorstehende Operation vorzubereiten.

Natürlich bildet man sich das alles nur ein, im Innersten des Herzens ist und bleibt man der unsicherste Mensch auf Erden. Man will ja nicht daran denken, dass man morgen vielleicht schon nicht mehr leben könnte.

Das arme kleine Mädchen

Schon früh am Morgen hat die lange Reihe der Untersuchungen begonnen. EKG, Röntgen, MRI, und Neurologie habe ich jetzt am späten Nachmittag hinter mir, als nächstes ist die CT, die Computer-Tomographie dran. Zusammen mit einer ganzen Reihe anderer Patienten befinde ich mich im Warteraum. Den ersten Becher eines Kontrastmittels habe ich gerade fertig getrunken, als eine Krankenschwester zusammen mit einer jüngeren Mutter ein etwa 8-jähriges Mädchen auf einem Spitalbett sitzend herein rollt.
Ich werde diesen Anblick für den Rest meines Lebens nicht vergessen können. Das kleine Mädchen erinnert mich an eine Buddha-Statue. Regungslos sitzt es da, in ein weisses Spitalhemdchen gekleidet. – Es ist stark abgemagert. Sein Kopf ist völlig kahl, kein einziges Härchen ist mehr vorhanden. Aus einem bleichen, dünnen Gesichtchen blickt ein grosses dunkles Augenpaar. Völlig abwesend und ausdruckslos, in weite Fernen. So als ob es gar nicht hier wäre. Sowohl die besorgt und leidend aussehende Mutter als auch die ältere Krankenschwester streicheln ihm immer wieder tröstend und mitfühlend über Kopf und Arme, aber die Kleine reagiert auf nichts. Sie wird von uns allen mitfühlend angeschaut, teils besorgt angestarrt.
Da trifft mich ihr Blick. Was ich in ihren Augen sehe ist etwas wie der Einblick in das, was nach unserem Leben kommt. Ich kann es nicht erklären, es ist zu seltsam, zu aufwühlend, und versetzt mich in eine grosse Unruhe. Was ich realisiere ist, dass dieses arme kleine Huschelchen krebskrank, sterbenskrank ist.
Ich möchte am liebsten laut aufschreien. *Du da oben, der du für das Schicksal zuständig bist, warum bist du so grausam zu diesem armen kleinen Wesen. Es ist doch unschuldig, hat in seinem Leben sicher noch nie etwas Unrechtes getan. Warum lässt du es dann so leiden?! Warum nennen die dich dann immer noch den barmherzigen Gott, wenn du selber ein solches Unrecht tust?! Wie kannst du das auch der armen Mutter antun?!* Ich möchte am liebsten davon rennen, mich in irgendeinen Winkel verkriechen und losheulen. Auch schäme ich alter Esel mich nicht, meine Tränen abzuwischen. Und dann beginne ich das erste Mal seit langem zu beten. *Bitte, bitte lass dieses arme Mädchen weiter leben und gesunden, nimm morgen an seiner Stelle mich alten Mann.*

Die Kleine wird in den Untersuchungsraum gerollt. Im Vorraum ist es sehr still geworden, niemand spricht mehr ein Wort, eine eigenartige Stimmung hat sich über uns gelegt. Als ich an der Reihe bin, möchte ich vom Arzt und den Schwestern mehr wissen über die Kleine. Man sei zur absoluten Diskretion verpflichtet, wird mir gesagt. Seit diesem Tag sind jetzt 15 Jahre vergangen. Aber das traurige, bewegende Bild dieses armen kleinen Mädchens werde ich nie mehr vergessen können. Ich weiss nicht, was aus ihm geworden ist, ob es überhaupt noch lebt. Jetzt weiss ich aber, was unter Mitgefühl zu verstehen ist, dass das Schicksal erstens grausam sein kann und zweitens immer wieder die falschen trifft.

Liebe Leserin, lieber Leser. Ich weiss nicht, was Sie beim Lesen dieser Erlebnisgeschichte empfunden haben. Mir selber ist damals der Sinn dieser Begegnung erst später richtig bewusst geworden. Mein Gefühlsausbruch zeigte mir einerseits, wie wichtig die Empathiefähigkeit im Augenblick der eigenen Hilflosigkeit ist, und dass man anderseits Situationen erlebt, wo man selber Empathiebedürftig ist. Wenn man dann ein grosses Mitgefühl seitens Mitmenschen verspüren darf, ist das bereits ein Heilungsanfang.

Der Operationstag

Heute ist mein Schicksalstag. Ist es der letzte Tag eines erfüllten Lebens, oder der erste Tag eines neuen Lebens? In einigen Stunden werde ich es wissen. Eingeleitet wurde der Tag von der Schlaflosigkeit des Vorabends und der Gedankenfülle der Nacht. So gab es auch kein eigentliches bewusstes Aufwachen, sondern einen fliessenden Übergang.
Es war die Nachtschwester, die mir als Erstes ein Beruhigungsmittel brachte, das ich zur Operations-Vorbereitung zu mir nehmen sollte. Das Zweite war ein Frühmorgentelefongespräch mit meiner lieben Frau, bei dem wir beide nicht so recht wussten, was wir einander sagen sollten. Aber Liebe braucht auch in solchen Situationen keine besonderen Worte.
Das Dritte war um punkt 7 Uhr mein Telefonanruf bei der Druckerei, um das *"Gut-zum-Druck"* für mein neues Buch zu erteilen.
Und schon wurde ich von zwei Krankenschwestern für die Operation vorbereitet, mit allem Drum und Dran. Irgendwie muss ich schon etwas beduselt gewesen sein, weil ich mich nur noch daran erinnere, dass sie mich im Bett zum Lift und von dort in den Operationsraum rollten, mich dort auf den Operationstisch umlagerten. Ich erinnere mich auch noch vage daran, dass ich bei der Begrüssung durch den Operateur Prof. C. Kurz versuchte, Humor aufzuzeigen mit der Bemerkung, er möchte doch darauf bedacht sein, nach dem Herausschneiden in meinem Darmbereich doch alles wieder ordentlich einzuordnen. Was er mit einem Lachen quittierte und Einhaltung versprach.
Dann war der Anästhesist an der Reihe, ich erinnere mich nur noch an die erste Spritze, und dann lange, lange an nichts mehr.
Zehn Stunden sind seither vergangen. Jetzt fühle ich eine Wahrnehmung wie aus einer anderen Welt. Jemand streichelt meine Hand. Sie kommt und geht in Sekundenabständen, diese Wahrnehmung. Ich weiss nicht, wie und was mir geschieht. Bis ich wieder dieses liebe Streicheln fühle. Als ich erstmals die Augen aufschlage, sehe ich über mir ein tiefbesorgtes Gesicht. Ich erkenne sogar, dass es dasjenige meiner lieben Frau ist, die jetzt meine Hand in der ihrigen hält. Dann bin ich wieder weg.

Etwas später höre ich auch ihre liebe Stimme, realisiere schliesslich, dass "es" vorbei sein muss. "Es" bedeutet das Operationsgeschehen. Ich bemerke auch anhand der Zimmerumgebung und den vielen angeschlossenen Geräten, dass ich mich auf der Intensivstation befinden muss. Aber ich vermag weder zu denken noch zu fühlen. Alles um mich befindet sich in einem Dämmerzustand. Nur die liebevolle Zuwendung meiner Frau erlebe ich einigermassen bewusst, ebenso die Geschäftigkeit der Pflegeschwestern.

Immer noch keine Spur von Denkfähigkeit. Es sei damals am späten Nachmittag gewesen, habe ich mir nachträglich von meiner Frau sagen lassen. Und dass sie nach meinem Aufwachen einige Stunden an meinem Bett verbracht habe. Was ich als erstes selber realisiere ist, dass der hartnäckige Husten der Vortage nicht weg ist, und dass ich zusätzlich von einem anhaltenden Schluckauf geschüttelt werde. Auch dass die Pflegeschwester deswegen einen Anästhesie-Arzt herbeiruft, und dass mir zusätzliche Mittel über den Katheter verabreicht werden. Ein irgendwie klammes Gefühl verspüre ich von oben bis unten, weiss aber noch nicht, dass das ein Schmerz ist.

Auch die schönste Krankheit taugt halt nichts!

Es ist die schlimmste Nacht seit der Operation. Ich befinde mich in Intensivpflege auf dem Zimmer. Vor zwei Stunden haben der Anästhesist und die Nachtschwester nochmals die Dosierungen an meinem Christbaum – vermutlich haben sie den Ständer mit den vielen Flaschen, an denen meine Venen angeschlossen sind, zu meiner Aufmunterung so genannt – neu festgelegt, nachdem sie mich zu meinen Schmerzen befragt haben.
Jetzt könnte ich heulen und laut schreien, weil es nicht mehr zum Aushalten ist. Schmerzstufe 10 auf der Skala 1 bis10, die mir vom Anästhesisten noch erklärt worden war. Ich kann mich nicht mehr rühren, muss ständig auf dem Rücken liegen. Die Operationsnaht zieht sich vom Brustbein hinunter rund um den Bauchnabel bis beidseits zum Unterbauch, wo sich noch ein Schlauch für die Ableitung der roten Wundflüssigkeit aus dem Inneren der Bauchhöhle befindet. Ich werde immerfort vom starken Husten gequält, aber dazu alle paar Sekunden von einem nicht endenden Schluckauf geschüttelt. Es ist die Hölle, für mich schlimmer als Dantes Inferno.
Als ich endlich die Klingel ergreifen kann, durchfährt es mich unten wie ein glühendes Eisen. Es dauert eine Ewigkeit, bis der Nachtpfleger erscheint. *"Um Himmelswillen, was ist passiert, der Ableitungsschlauch ist ja draussen"*. Das habe ich noch mitbekommen, bevor mich die Umnachtung umfängt. Was dann mit mir gemacht worden ist, habe ich nicht bewusst miterlebt.
Es ist früher Morgen, denn draussen beginnt es schon hell zu werden, als ich bemerke, dass sich ein Arzt, eine Schwester und der Nachtpfleger um mich bemühen. Die Schmerzen sind etwas abgeklungen, vielleicht auf Stufe acht. Aber der Husten und der Schluckauf dauern immer noch an, sind jedes Mal wie Messerstiche. Nachdem der Arzt und die Schwester das Zimmer verlassen haben, sitzt der junge Pfleger an mein Bett, hält mitfühlend meine Hand und meint *"da haben wir nochmals Glück gehabt. Aber wissen's, bei uns zuhause in Bayern sagt man, auch die schönste Krankheit taugt halt nichts"*.

Da realisiere ich, dass ich noch lebe, denn das unvermeidbare Lachen über diesen unbeholfenen, und doch so wunderschönen, von ganzem Herzen kommenden Spruch tut halt gleichzeitig körperlich weh, aber meiner Seele in der Tiefe gut. Ich werde diesen lieben jungen Mann ebenso wenig vergessen wie die vergangene schreckliche Nacht.

Meine Begegnung und mein Umgang mit dem Phänomen Schmerz

Starke akute oder chronische Schmerzen zählen zu den am meisten gefürchteten, allerschrecklichsten Lebenserfahrungen. Wie alle Empfindungen erleben und verarbeiten wir sie individuell sehr unterschiedlich. Zeitweise dominieren sie unser Erleben, lassen keinerlei Raum für irgendwelche andere Empfindungen und Gedanken. In solchen Momenten wird alles, was man über das Phänomen Schmerz zu wissen glaubte, zur blossen Makulatur. Besonders Krebserkrankungen werden oft mit solchen Befürchtungen assoziiert.

Jeder von uns entwickelt im Laufe seines Lebens aufgrund seiner Schmerzerlebnisse seine eigenen, prägenden Vorstellungen, die ihm akute Situationen entweder verschlimmern oder verbessern.

Bei mir haben sich Schmerzerinnerungen aus der Kindheit mit solchen aus der jüngeren Vergangenheit zu einer Gesamtvorstellung vereint, die vermutlich stärker ist als die Summe der Einzelerlebnisse. Die Narkotisierung mittels Chloroform bei der Operation durch den Dorfarzt nach einem Schiessunfall im Alter von fünf Jahren, der Rückenschmerz nach einem Sturz vom Baum als Jugendlicher, sowie die traumatisierende Schmerzerfahrung vor etwa 15 Jahren bei einem Bandscheibenvorfall mit fünfwöchigem Spitalaufenthalt, haben sich in meinem Gedächtnis zu einer Schmerzangst zusammengefügt, die ich damals so beschrieb:

"Dieser Schmerz lässt dich erzittern, beben, oder auch verkrampfen, jede kleinste Bewegung vermeiden. Er beherrscht all dein Denken und Fühlen, lässt keinen Platz mehr für etwas anderes. Du hast Angst vor seinem Kommen, seinen Höhepunkten, du ersehnst sein Abklingen, wagst nicht mehr an sein Aufhören zu glauben.

Er lässt dich bangen, verzweifeln, nimmt dir die letzte Hoffnung, alle Zuversicht. Er bringt dich zum Beten, ja zum Flehen. Er macht dich zum Niemand, zum Nichts. Er dominiert dich, erfasst jede deiner Fasern. Du beginnst, an allem, an Gott und der ganzen Welt zu zweifeln. Du siehst alles als "point of no return", keine Umkehrchance."

Der Akutschmerz kann nicht nur kurzzeitig alles dominieren, er setzt sich als Angstgebilde in unserer Vorstellungswelt fest. Von vielen Leidensgefährten, vor allem von chronischen Schmerzpatienten, habe ich bestätigt erhalten, dass sich die Ängste auch bei ihnen mit jedem Schmerzerlebnis weiter vergrössern. Wir haben zwar keine Angst mehr vor dem Tod, aber umso mehr vor einem qualvollen Sterben.

Nach dieser Beschreibung meines Schmerzerlebens möchte ich jedoch auch schildern, wie ich glücklicherweise gelernt habe, mit ihm sozusagen kreativ umzugehen. Kreativität ist für mich erstens das Spiel mit den verschiedensten Gedanken, und zweitens deren Umsetzung in vielfältige Aktivitäten. Dabei ist unserer Fantasie keine Grenze gesetzt.

Jetzt, nach dem im vorigen Kapitel beschriebenen Schmerzerlebnis nach der Krebsoperation, war diese besonders gefordert. Glücklicherweise erhielt ich einmal mehr wertvollste Unterstützung von meiner lieben Frau, die mich täglich besuchte, und die mir mitfühlend, händehaltend das Leid zu lindern versuchte und auch vermochte.

Nach den damals 48 Jahren *(inzwischen sind es schon 63 Jahre geworden)* unserer auf innerer Vertrautheit beruhenden Ehe kannte sie mein besonderes Seelenleben. Sie erinnerte mich an mein spirituell-kreatives Denken, das ich Aufenthalten in buddhistischen und christlichen Klöstern verdankte, an die spirituellen Erfahrungen, an die Meditationen, von denen ich ihr immer wieder erzählt hatte. Dass ich ihr erklärt hatte, negative Gedanken liessen sich durch meditative Konzentration auf gute verdrängen.

Sie erinnerte mich, dass es zu meinem Schaden war, wenn ich mich geistig zu stark auf das Schmerzerleben einliess. Ich begriff, dass ich dem bewusst entgegensteuern musste und konnte. Ich begann, über die psychische Dimension des Schmerzes intensiv nachzudenken, die Erkenntnisse aus den früheren Schmerzereignissen systematisch zurück zu holen.

Nach einem langen Gespräch mit Prof. Dr. Kurz stellte ich einen ersten eigenen Schmerz-Therapieplan auf. Er bestand darin, dass mir meine Frau alle paar Tage neue, von mir anlässlich von Mal- und Meditationsaufenthalten (z.B. in der Umgebung des Klosters La Tourette in Frankreich, oder vom Kloster Preveli auf Kreta) gemalte Bilder der Stille von zu Hause bringen sollte, die ich schon zuhause jeweils als Meditationseinstieg verwendete.

Hier im Spitalzimmer holte ich erneut jene Gedanken zurück, die mich zum Malen dieser meditativen Landschaften veranlasst hatten, stellte mir vor, ich würde wieder dort sinnend vor der Staffelei sitzen. Aus dieser Meditation entwickelte sich ein kleines Wunder.

Meine Schmerzempfindungen liessen nach, ich wurde zusehends gelöster. Weil aber nicht nur das Malen, sondern auch die Musik in meinem Leben eine ebenso grosse Rolle spielt, weitete ich meine Therapie jetzt auch auf Versuche mit der Musik aus.

Ich überlegte, dass ich den Schmerz nicht mit lauter Wagnerscher Musik, sondern mit zarten, einfühlenden Klängen und Melodien angehen musste. Also liess ich mir von meiner Frau aus meiner grossen Sammlung entsprechende CDs bringen, um sie über Kopfhörer von meinem CD-Player anzuhören. Von Violin-Konzerten, von Harfen-Musik, Panflöten-Melodien, gespielt von meinen Lieblingsinterpreten. Etwas später auch von Klavierkonzerten, sowie von Engelsstimmen-Aufnahmen irischer Castle-Sängerinnen.

Besonders berührten mich auch jene indianische Flötenmelodien, sowie die fast geheimnisvollen indianischen Lieder, gesungen von Joanne Shenandoah mit ihrer wunderschönen, warmen Stimme, die ich vor Jahren in den USA selber bei einem Stammesaufenthalt kennen und lieben gelernt hatte.

Das Wunder setzte sich fort. Durch diese mit dem Schmerzmitteleinsatz kombinierte eigene Therapie verbesserte sich nicht nur meine seelisch-moralische Verfassung, zum Erstaunen aller konnte auch der Schmerzmitteleinsatz von Tag zu Tag reduziert werden. So kam es, dass immer mehr Ärzte, Pflegerinnen und Pfleger sich für meine "MM-Therapie" von Musik und Malen interessierten.

Zusammen erkannten wir weitgehende Zusammenhänge zwischen Physis und Psyche, zwischen Körper-Seele-Intellekt, zwischen Krankheit, Linderung oder sogar Heilung.

Wir sprachen aber auch über die Einmaligkeit jedes einzelnen Menschen, auf die bei der Weitergabe meiner Therapieerfahrungen unbedingt einzugehen ist. Sensibilisierung kann auf vielerlei Weise erfolgen, nicht nur durch Malerei und

Musik. Auch das Überbringen von persönlich besonders lieb gewordenen Andenken und Sammelgegenständen kann eine ähnliche Reaktion auslösen.

Seither habe ich in Gesprächen mit Schmerzpatienten, die schon jahrelang unter starken chronischen Schmerzen leiden, immer wieder Erfahrungen ausgetauscht. Eine jüngere Frau aus unserem Freundeskreis erzählte mir, dass sie in schlimmen Momenten Zuflucht zu Märchen nimmt.

Was aber, wenn das alles nicht mehr helfen kann, auch nicht die palliative Medizin, wenn Patienten nicht mehr auf kurative Behandlungen ansprechen und die Lebenserwartung nur noch relativ kurz ist?

Aulbert/Zech beschreiben in ihrem Lehrbuch den Sinn und Zweck der Palliativmedizin als

- Das Leben bekräftigen, aber den Tod als unausweichlich akzeptieren
- den Tod weder beschleunigen noch verzögern
- Patienten Behandlung von Schmerzen und anderen quälenden Symptomen bieten
- psychologische, soziale und spirituelle Aspekte der Behandlung so integrieren, dass es dem Patienten möglich wird, den bevorstehenden Tod zu verarbeiten
- durch strukturierte Behandlung und Pflege dem Patienten bis zu seinem Tod ein aktives und kreatives Leben ermöglichen
- Beistand anbieten, der Familie helfen, die Krankheit und den unausweichlichen Verlust des Angehörigen zu verarbeiten.

Ich erinnere mich auch, von den folgenden Kernbedürfnissen sterbender Menschen gelesen zu haben:

- Im Sterben nicht allein gelassen zu werden, sondern an einem vertrauten Ort (möglichst zu Hause) inmitten vertrauter Menschen zu sterben.
- im Sterben nicht unter starken körperlichen Beschwerden (Schmerzen) leiden zu müssen
- die Regelung letzter Dinge (unerledigter Angelegenheiten)
- das Stellen der Sinnfrage (z.B. nach dem Sinn des Lebens und Sterbens) und das Erörtern der Frage nach dem Danach.

Unwillkürlich denke ich jetzt daran, wie segensreich die Vorbilder einer Mutter Theresa oder eines Albert Schweitzers in dieser Endphase des Lebens zu werten sind.

Herr Professor, sind Sie bei der Operation auch meiner Seele begegnet?

Ich habe mich schon in den vorhergehenden Kapiteln mit dem Zusammenhang von Körper, Geist und Seele auseinander gesetzt. Mit der obigen, bewusst gestellten Frage wollte ich den begnadeten Chirurgen Professor Kurz keineswegs provozieren, sondern einen Dialog auf ethisch-geistiger Ebene einleiten. Er hat die Frage erstaunt entgegen genommen, und mit einem vorläufigen *"Jein"* beantwortet, als ich wissen wollte, ob er sich über die körperliche Dimension hinaus auch für die jeweilige seelische Verfassung seiner Patienten interessieren könne.

Seine erste Erklärung lautete, dass er sich als Chirurg voll auf die körperlich-technischen Belange der Operation konzentrieren müsse, um beste Arbeit leisten zu können. Dies sei immer sein vorrangiges Ziel. In dieser Situation wäre ein bewusstes Sich-Einfühlen und Mitfühlen in seelische Belange der Patienten direkt kontraproduktiv, vor allem wenn man bedenke, dass er an gewissen Tagen eine ganze Anzahl von Operationen ausführen, und bei jeder immer voll bei der Sache sein müsse. Aber dies schliesse ein postoperatives Mitgefühl selbstverständlich nicht aus. Auch nicht seine eigene Betroffenheit, wenn eine Operation aus irgendwelchen Gründen nicht erfolgreich verlaufe, ein Patient sterbe oder wegen der Operation weiterem Leiden ausgesetzt würde. Er verstand auch, dass ich als Patient eine gewisse Betroffenheit nicht verbergen könnte, wenn ich mich im Ablauf des Spitalgeschehens nur als *"der Krebs von Zimmer 1102b"* zu verstehen hätte und als solcher in die Statistik einginge. Meinerseits lernte ich zu verstehen, dass beim Chirurgen und seinem Operationsteam im Zeitpunkt des Operationsablaufes vor allem die Zustandsklassifizierung anhand der gebräuchlichen Codes nebst den sich beim Operationsgeschehen entwickelnden körperlichen Zustandskriterien im Vordergrund ihrer Aufmerksamkeit stehen müsse. Denn danach hätte sich die Art und Weise der Operation auszurichten. Aber ich wahrte trotzdem eine gewisse Hartnäckigkeit mit der Bekräftigung meiner Auffassung, dass sich meine Person sowohl aus meinem physischen Körper, als auch aus meinem Geist (sprich Intellekt) und meiner Seele zusammensetzt, wobei ich die letztere als den wesentlichsten Teil meiner Persönlichkeit verstünde. Ausser den bei den verschiedenen Untersuchungen festgestellten körperlichen Kriterien meiner Erkrankung, habe er auf gewisse Art bei den Vorgesprächen auch meinen Intellekt kurz kennenlernen können.

Zum Oberbegriff *"menschliches Bewusstsein"* gehöre einerseits das so genannte Verstandesdenken, das in Form der Hirnkurven des Enzephalogramms wenigstens teilweise nachweisbar sei, andererseits aber auch das seelischen Empfinden, das bislang mit keinem Messgerät nachgewiesen werden kann. Bei der Narkose würden nach meiner Auffassung nur ein Teil der Körperfunktionen und der geistigen Denkfunktionen ausser Kraft gesetzt. Die Seele hingegen liesse sich nicht wegschalten, müsste folglich bei der Operation voll funktionieren. Obwohl ich zugestehen konnte und wollte, dass der Arzt sich dank seiner fachlichen Ausbildung auf einer viel höheren medizinischen Fach-Stufe befindet als ich, musste ich trotzdem die Frage der Zuständigkeit im seelischen Bereich, auch bei einer physischen Erkrankung aufbringen. Oder sollte die Frage als rein hypothetisch einfach nicht beachtet werden? Offen bleibt so oder so das Problem, welche Rolle die Seele bei der Heilungsfunktion spielt, die ja vor allem auf der Ebene der Moleküle stattfindet. Und da habe ich in den folgenden Jahren wertvolle Erkenntnisse machen dürfen.

Das Leben - ein Tanz der Moleküle

Zur Definition des Begriffes *"Leben"* muss man ein breites Spektrum von Ideen und Phänomenen sowohl auf den Bereichen der Naturwissenschaften als auch der Geisteswissenschaften erfassen.

Meine Darstellung der damit verbundenen komplizierten Strukturen und Entwicklungen auf verschiedenen Wissensgebieten kann entsprechend meinem Wissensstand zwangsläufig nur oberflächlich und begrenzt sein, und ich muss immer wieder auf die Erkenntnisse und Aussagen renommierter Wissenschafter zurückgreifen.

Nachdem ich schon früher aus den verschiedensten Beweggründen immer wieder über dieses Thema nachgedacht hatte, war es dann meine Krebserkrankung, die mich veranlasste, mein Wissen um unsere Geist-Körper-Verbindung bedeutend zu erweitern. Zum Zeitpunkt der Diagnosestellung war nämlich mein seelisches Leid grösser als das körperliche, meine Gefühle spielten verrückter als der Körper.

Da ich wusste, dass Krankheit das Ergebnis eines Ungleichgewichtes im Geist-Körper-Organismus ist, war der einzuschlagende Weg zur Spurensuche vorgezeichnet. Zuerst wurde ich gewahr, dass ein Grossteil der zeitgenössischen Biologie und Medizin auf einer mechanistischen Weltanschauung beruht, und dass deshalb oft versucht wird, das Funktionieren des lebenden Organismus auf genau abgegrenzte Mechanismen von Zellen und Molekülen zu reduzieren.

Bei der Lektüre des Buches "*Die heilende Kraft der Gefühle – Gespräche mit dem Dalai Lama*" erfuhr ich erstmals, dass seit 1987 anlässlich der *"Mind-and-Life"*-Konferenzen ein regelmässiger Dialog zwischen Wissenschaft und Spiritualität stattfindet. Der Dalai Lama diskutiert bei diesen Anlässen mit ausgewählten Fachleuten die Verknüpfungen und Schnittstellen der Wissenschaften von Geist und Leben im weitesten Sinn, das heisst sowohl der Biologie, Neurologie, Psychologie, als auch der Philosophie und der Geisteswissenschaften.

Bei einer solchen Gelegenheit trug er vor, es könne möglicherweise sehr feine Schichten von Bewusstheit geben, die von der Wissenschaft im Westen noch gar nicht erforscht seien und die nicht von einer Gehirnfunktion abhingen, im

Gegensatz zu einfacheren Bewusstseinsschichten, die unmittelbar auf eine Tätigkeit des Gehirns zurückzuführen seien.

Eine ungewohnte mystische Ebene für einen Atomphysiker betritt auch Fritjof Capra mit der nachstehenden Beschreibung in seinem sehr empfehlenswerten Buch „*Das Tao der Physik*": Er schreibt darin, dass er eines Tages am Meer gesessen sei, dabei dem Wogen des Meeres zugesehen und gleichzeitig den Rhythmus seines Atems beobachtet habe. Da sei er sich plötzlich bewusst geworden, ein Teil seiner Umgebung und eines gigantischen kosmischen Tanzes zu sein. Als Physiker hätte er gewusst, dass alles um ihn herum, der Sand, die Felsen, das Wasser und die Luft aus vibrierenden Molekülen und Atomen bestehe. Dass sich diese wiederum aus Teilchen zusammensetzen, die durch Erzeugung und Zerstörung anderer Teilchen miteinander reagieren. Er wisse auch, dass unsere Atmosphäre beständig durch Ströme kosmischer Strahlen bombardiert wird, die aus Teil von hoher Energie bestehen. All das sei ihm durch seine Forschungstätigkeit als Physiker bewusst gewesen, aber bis zu diesem Augenblick hätte sich seine Erfahrung auf mathematische Erkenntnisse beschränkt. Jetzt, in diesem Augenblick am Strand, hätten seine früheren Experimente plötzlich eine Art Leben gewonnen. Er habe förmlich „gesehen" wie Kaskaden von Energie in Kaskaden aus dem Weltraum herunter kamen, wie die Atome der Elemente und die seines eigenen Körpers Bestandteil eines kosmischen Energie-Tanzes seien.

Hier hat er als Atom-Physiker auf geistiger Ebene eine Verbindung mit den fernöstlichen Mystikern hergestellt.

Gleichzeitig erklärt er aber das Geschehen auf der physikalischen Ebene. Die Erforschung der subatomaren Welt im zwanzigsten Jahrhundert habe die innerlich dynamische Natur der Materie aufgezeigt. Die subatomaren Teilchen als Bestandteile der Atome seien dynamische Strukturen, die nicht als isolierte Einheiten, sondern als integrierte Teile eines unauflöslichen Netzwerkes von Wechselbeziehungen existieren. Diese Wechselwirkungen stellen einen unaufhörlichen Fluss von Energie dar, die sich als Austausch von Teilchen manifestiert; ein dynamisches Zusammenspiel, in dem Partikel in einer ständigen Variation von Energiestrukturen ohne Ende erzeugt und vernichtet werden. Das ganze Universum befinde sich in endloser Bewegung und Aktivität. Die Teilchen-Wechselwirkungen liessen jene stabilen Strukturen entstehen, welche die materielle Welt darstellen, die aber wiederum nicht in Ruhe bleibe, sondern in rhythmischen Bewegungen oszilliere.

Die moderne Physik zeigt, dass der Rhythmus von Erzeugung und Zerstörung nicht nur im Wechsel der Jahreszeiten und in Geburt und Tod aller lebenden Geschöpfe liegt, sondern auch die eigentliche Essenz der anorganischen Materie ist. Nach der Quantenfeld-Theorie finden alle Wechselwirkungen zwischen den Bestandteilen der Materie durch die Emission und Absorption virtueller Partikel statt.

Mehr als das, der Tanz von Erzeugung und Vernichtung ist die Basis der Existenz der Materie, da alle Materieteilchen durch Emission und Reabsorption von virtuellen Teilchen mit sich selbst zusammenwirken.

Jedes subatomare Teilchen *(Teilchen, die kleiner als die Atome sind)* führt nicht nur einen Energietanz auf, sondern ist ein Energietanz, ein pulsierender Prozess von Erschaffung und Zerstörung.

Wie in der Hindu-Mythologie ist dies ein ständiger Reigen, an dem der ganze Kosmos beteiligt ist; er ist die Basis aller Existenz, aller Naturphänomene, dem Prozess, den wir Leben nennen.

Also ist bereits die subatomare Welt von Rhythmus, Bewegung und ständiger Wandlung bestimmt. Für uns Laien schwer vorstellbar sind die im subatomaren Bereich anzutreffenden Grössenordnungen, das heisst die Massstäbe unglaublicher Kleinheit und Komplexität.

Die neue Weltanschauung betrachtet das Universum als dynamisches Gewebe zusammenhängender Vorgänge. Keine der Eigenschaften irgendeines Teiles dieses Gewebes ist fundamental, sie alle ergeben sich aus den Eigenschaften der anderen Teile, und die Gesamtübereinstimmung der gegenseitigen Wechselbeziehungen bestimmt die Struktur des ganzen Gewebes.

Schon mit diesen Erkenntnissen und Überlegungen war ich für meine Verständnisfähigkeit für das wissenschaftliche Denken sehr gefordert. Dann machte ich Bekanntschaft mit der Quantenphysik und Quantenphilosophie, über das höchst interessante Buch „*Der Geist in der Materie*" des französischen Quantenphysikers Jean Emile Charon. Seine Forschungsergebnisse und Schlussfolgerungen über die Verbindung von Geist und Materie in einer bestimmten submolekularen Teilchenebene waren nochmals schwer verständliches Neuland, aber gleichzeitig Nahrung für meinen Pantheismus. Wer sich selber näher orientieren möchte, dem empfehle ich unbedingt die Lektüre seines Buches wie auch der folgenden drei Bücher des zitierten Atomphysikers Fritjof Capra: *"Das Tao der Physik"* – *"Wendezeit"* – *"Neues Denken"*.

Damit ist der physische Teil des Begriffes "Leben" wenigstens ansatzweise aufgegriffen. Ist Leben der dynamische Ablauf von Werden-Sein-Vergehen, der bereits auf der kleinsten Ebene der Teilchen stattfindet und sich bei den Molekülen, Zellen und Organen des Menschen fortsetzt?

Ist auf dieser untersten Teilchenebene und der nächsthöheren Stufe der Molekularbiologie allenfalls wegen dem Zusammenhang von Geist und Materie die Ursache, Entstehung und Behandlung von Krankheitsgeschehen erklärbar? Gerade bei Krebs wird ja auf dieser komplexen Stufe geforscht, entwickelt und behandelt.

Wie komplex und schwierig das alles ist erkennen wir beispielsweise aus den Nebenwirkungen von Chemo- und Strahlentherapie.

Mir als Laie ist nur eines klar geworden: wir *"sind"* nicht, sondern wir *"geschehen"*. Die Frage stellt sich, woher, wodurch und wie werden die geschilderten Abläufe gesteuert, eingeleitet und einmal beim Tode auch beendet?

Das Zellgebilde Mensch, seine Mikroumgebung, sein Immunsystem

Die immer wieder gestellte Frage *"wer sind wir?"* gehe ich hier aus einer vertieften und vieldimensionalen Sicht an, um damit die Komplexität unseres existentiellen Werdens, Seins und Vergehens wenigstens rudimentär aufzuzeigen. – Weil wir dreidimensionale Wesen sind, die aus Körper, Geist und Seele bestehen, genügt es nicht, nur Fakten zusammenzutragen, die unseren Körper betreffen, sondern wir müssen auch den Zusammenhängen zwischen den drei Bereichen im Sinne meiner im vorhergehenden Kapitel angestellten Überlegungen nachgehen. Damit steht uns eine Gewaltsaufgabe bevor.

Das biologische menschliche Leben beginnt im Moment der Befruchtung der Eizelle der Mutter mit der Samenzelle des Vaters. Diese beiden sich vereinigenden Zellen tragen in sich den DNS-Code unseres gesamten Erbgutes, der sämtliche Informationen enthält, die für den Aufbau des neuen Körpers notwendig sind. Sogar die Farbe der Augen, Haare und Haut, die Körpergrösse und -statur und das Geschlecht sind bereits im Erbgut der befruchteten Eizelle festgesetzt. Jedes Gen ist darin doppelt vorhanden, damit bei der Teilung in zwei Tochterzellen jede einen kompletten DNS-Satz bekommt. Nach der Teilung stellt sich jede Zelle ihre eigene DNS-Kopie her. Mit der Teilung der Urzelle beginnt der Werde Prozess eines neuen Organismus, und durch fortwährende Teilung entsteht schliesslich das Gebilde Mensch.

Jede Zelle ist eine faszinierende eigene kleine Welt auf Molekülebene und hat ihre eigene, spezielle Aufgabe. Deshalb entwickeln sich unterschiedliche Zellarten. Die wichtigsten sind die Knochen-, Knorpel, Bindegewebe-, Muskel-, Drüsen-, Nerven-, Deck- und Blutzellen. Sie spezialisieren sich entsprechend ihren verschiedenen Aufgaben im entstehenden Organismus, und die Zellkörper sind verschieden geformt und ausgestattet. In jeder lebenden Zelle findet Stoffwechsel statt. So genannte Organellen erzeugen in ihr Energie, und sie produzieren, transportieren und speichern alles, was Zelle und Organismus benötigen.

Der Zellkern enthält in den Genen die Erbinformationen. Er wird von einer Zellmembran umhüllt, die dick oder dünn, durchlässig oder dick sein kann. Die

Zellen sind unterschiedlich gross. Die grösste ist die Eizelle, die einen Durchmesser von 0,2 Millimeter hat. Die Samenzelle misst 0,06 Millimeter, und zu den kleinsten Zellen gehören die roten Blutkörperchen mit nur 0,007 Millimetern.

Die Zellen werden ständig neu gebildet und sterben wieder ab. Nur die Nervenzellen leben so lange wie der ganze Organismus. Wir können also nicht länger behaupten dass wir *"sind"*, sondern müssen einsehen, dass wir ständig neu *"geschehen"*.

Bei der Geburt besteht ein Mensch aus etwa 2 Billionen (das sind zweitausend Milliarden) Zellen. Ein erwachsener Mensch besteht aus rund 100 Billionen Zellen.

Das ganze Geschehen, das wir Leben nennen, läuft nach einem Programm ab, das von einer höheren Instanz festgelegt wird, über die wir überhaupt nichts wissen. Klar ist hingegen, dass der Mensch nur in Symbiose mit allen anderen Lebewesen, Menschen, Tiere und Pflanzen, existieren und überleben kann. Dazu gehören auch Mikrolebewesen, die auf uns und in uns in riesiger Zahl und in einer unglaublichen Artenvielfalt leben. Es sind vor allem Bakterien, mikroskopisch kleine, meist einzellige Organismen. Um ihre Kleinheit zu veranschaulichen, müssen wir den Dezimalbereich Billion nochmals um drei Stellen auf den Zahlenbegriff Billiarde erweitern. Das ist die Zahl Eins mit 15 Nullen: 1'000'000'000'000'000, oder eine Million Milliarden. Um es etwas konkreter zu schildern, dient vermutlich der Hinweis, dass sich in einem Teelöffel Humus etwa zehn Billionen Bakterien befinden. Diese kleinen Bakterien regieren also in Tat und Wahrheit unseren ganzen Planeten. Die grosse Mehrheit davon, nämlich 95-99% aller auf unserem Planeten lebenden Bakterienarten und ihre Lebensweisen sind jedoch von der Wissenschaft noch nicht näher erforscht.

Was wir wissen ist der Umstand, dass beispielsweise viele Bodenbakterien lebensnotwendig und für die geochemischen Kreisläufe unverzichtbar sind. Sie wirken als so genannte Destruenten, machen Nährsalze für die Pflanzen verfügbar. Als Kleinstlebewesen verfügen auch Bakterien über Stoffwechsel. Ihre Lebensbedingungen sind äusserst vielfältig. Während einige Sauerstoff zum Überleben brauchen, kommen andere ohne aus. Einige sind sogar unabhängig von organischer Nahrung, sondern betreiben Photosynthese. Andere Arten können in extremsten Umweltbedingungen jahrelang überstehen. Sie und ihre Strategien zu erforschen ist ein faszinierendes Gebiet der Wissenschaft. Diese setzt ihre Erkenntnisse immer wieder in neuartigen Produktionsabläufen um, denn Bakterien haben beispielsweise die Fähigkeit, für den Menschen wichtige Stoffe wie Antibiotika und Enzyme zu produzieren. Das wird in der Biotechnik bereits vielfältig genutzt, für Produktionsverfahren in der Nahrungsmittel- und Chemikalienproduktion, aber auch bei der Beseitigung problematischer Abfälle.

Wir Menschen können ohne Bakterien gar nicht überleben. Jeder von uns wird schätzungsweise von einer halben Billiarde Bakterien in Form von mehreren Hundert, wahrscheinlich sogar Tausend verschiedenen Arten "bewohnt". Das ergibt ein Gewicht von rund zwei Kilogramm. Der allergrösste Teil davon lebt im Darm, wobei im Dickdarm mit bis zu einer Billion Individuen pro Gramm Darminhalt die grösste *"Bevölkerungsdichte"* vorkommt. Diese Bakterien sind überaus nützlich. Sie zerlegen Ballaststoffe, die wir sonst nicht verdauen könnten, sie produzieren wichtige Vitamine und helfen bei der Zuckeraufnahme. Als Gegenleistung bekommen sie gratis Futter.

Im Mund des Menschen leben etwa 10 Milliarden Bakterien, vor allem auf den Zähnen. Auf der Haut bilden bei durchschnittlicher Hygiene sogar hundert Mal so viele die so genannte Hautflora. Dort sind sie allerdings ganz unterschiedlich verteilt. Während sich auf den Armen nur wenige Tausend pro Quadratzentimeter befinden, sind es in fettigen Regionen wie der Stirn schon einige Millionen, und in feuchten Regionen wie der Achselhöhle sogar mehrere Milliarden per Quadratzentimeter. Meistens handelt es sich um harmlose Arten. Sie sind aber nützlich und ernähren sich von den täglich abgegebenen rund zehn Milliarden abgestorbener Hautschuppen.

Auf der anderen Seite gibt es schädliche, krankheitsverursachende Bakterien, beispielsweise die Cholerabakterien, oder die Helicobacter pylori, die Magengeschwüre verursachen. Einige verursachen eitrige Infektionen, Sepsis *(Blutvergiftung)* oder die Entzündung von Organen wie der Blase oder Lunge. Sind die Bakterien einmal in den Körper eingedrungen und haben eine Infektion ausgelöst, stellen heute Antibiotika wie das Penicillin wirksame Bekämp-

fungsmittel dar. Allerdings sind viele Antibiotika im Laufe der Zeit gegen bestimmte Bakterien unwirksam geworden. Dazu muss bei der Behandlung mit Antibiotika auch darauf geachtet werden, dass durch sie nicht nur krankmachende, sondern auch nützliche Bakterien gestört oder getötet werden.
Um die im letzten Kapitel angesprochenen Auswirkungen der Natur auf unser körperliches und seelisches Wohlbefinden im Sinne dieser Ausführungen über die Zellen und Bakterien näher erklären zu können, müssen wir unbedingt gedankliche Ausflüge zu den Schlüsselstellen der Entstehung und Bekämpfung von Krankheiten unternehmen.
Eine Schaltstelle ist unser Immunsystem, unser angeborenes biologisches Abwehrsystem, das wie eine interne Gesundheitspolizei funktioniert. Es bekämpft die in den Körper eindringenden schädlichen und krankmachenden Substanzen, indem es sie zerstört. Ein gesundes und kräftiges Immunsystem hilft uns, diverse Krankheitserreger zu bekämpfen, einen Krankheitsausbruch zu verhindern, Krankheitssymptome zu mildern, oder den Krankheitsverlauf zu verkürzen. 90 Prozent aller Infektionen werden durch die angeborene Immunabwehr erkannt und erfolgreich bekämpft.
Woraus besteht unser Immunsystem und wie funktioniert es? Stark vereinfacht können wir es uns folgendermassen vorstellen. Es setzt sich aus verschiedenen Zellen zusammen, die die Aufgabe haben, Fremdkörper anzugreifen und zu vernichten. Jedes Mal, wenn sich an einer Schnittwunde Eiter bildet, erinnert uns das an das Immunsystem, das hier aktiv geworden ist. Eiter ist nämlich nichts anderes als eine Zusammenballung von abgestorbenen weissen Blutkörperchen – dem Hauptbestandteil des Immunsystems – die an die verletzte Stelle geeilt sind, um die Infektionserreger zu bekämpfen und dabei abgestorben sind. Der Selbstheilungsvorgang findet ständig und in allen Regionen unseres Körpers statt. Mechanische und physiologische Barrieren bilden die erste Verteidigungslinie gegen Krankheitserreger. Die Haut mit ihrer äusseren Schicht, sowie die Schleimhäute sind beispielsweise eine Wachstumsbremse für krankmachende Mikroorganismen. Unsere Tränen enthalten ein antimikrobielles Enzym, und sie transportieren Mikroorganismen ab. In unseren Atemwegen sorgen Flimmerhärchen für deren Abtransport, in der Mundhöhle bekämpft sie ein

antimikrobielles Enzym im Speichel, und im Darm kümmern sich die Bakterien der Darmflora um die Infektabwehr.

Alle Organismen sind ständig den Einflüssen der belebten Umwelt ausgesetzt, von denen manche eine Bedrohung darstellen. Wenn nämlich schädliche Mikroorganismen in einen Körper eindringen, können sie Funktionsstörungen verursachen und zu Krankheiten führen. Typische Krankheitserreger sind Bakterien, Viren, Pilze, sowie einzellige und mehrzellige Parasiten, z.B. Bandwürmer.

Die Aufgaben der Immunabwehr werden von verschiedenen Körperzellen wahrgenommen. Diese sind zum Teil in der Lage, den Angreifer *(Erreger)* selbst zu vernichten. Weisse Blutkörperchen *(Leukozyten)*, Fresszellen *(Makrophagen)* und Killerzellen *(NK-Zellen)* sind die Kämpfer des Immunsystems. Sie erkennen, fressen und vernichten eingedrungene Erreger. Sie zirkulieren in den Blutgefässen, Lymphbahnen und im Körpergewebe.

Normale Körperzellen haben eine unterschiedliche Lebensdauer. Danach sterben sie ab und werden abgebaut. In seltenen Fällen können Zellen krankhaft entarten, und dadurch entsteht Krebs.

Die Immunabwehr kann körpereigene Zellen von fremden Strukturen unterscheiden. Wenn ein Erreger die erwähnten Barrieren überwunden hat, hängt der Ablauf der Immunreaktion davon ab, ob das Immunsystem bereits zuvor einmal einen Kontakt mit einem bestimmten Erreger gehabt hat.

Bei einer Erstinfektion können gewisse Zellen typische Merkmale der Erreger erkennen, sie abtöten und fressen. Andere bilden Antikörper, die die Erreger unschädlich machen. Ob nach einer Infektion tatsächlich auch eine Erkrankung auftritt, hängt von einem komplexen Wechselspiel des Immunsystems mit dem ungebetenen Gast ab. Durch vorherigen Kontakt kann nämlich bereits eine Immunität bestehen. Wenn die Erregerdosis oder Verteilung klein ist, verhindert das Immunsystem den Krankheitsausbruch.

Durch die Produktion von Botenstoffen wird der Organismus in einen Alarmzustand versetzt, und dadurch wird die Immunreaktion noch verstärkt. Die Wirkung solcher Botenstoffe lässt sich beispielsweise bei Entzündungen und bei Fieber erkennen.

Bei einem intakten Immunsystem und geringer Erregerdosis kann eine Erkrankung wie beispielsweise eine Erkältung entweder überhaupt nicht ausbrechen, oder einen leichten Verlauf nehmen. Der Zustand unseres Immunsystems entscheidet darüber, ob wir krank werden oder gesund bleiben.
Wir können unser Immunsystem unterstützen. Als Grundlage für ein gesundes System gilt erstens eine ausgewogene Ernährung, die alle für den Organismus notwendigen Stoffe – Mineralstoffe wie Eisen, Zink, Selen, sowie Vitamine – ausreichend enthält. Regelmässige Bewegung und Abhärtung steigert die Immunfunktion, Sonnenlicht stärkt sie, ausreichend Schlaf unterstützt sie.
Des Weiteren sollte lang andauernder, chronischer Stress vermieden werden, weil er dem Immunsystem schadet.
Wie bei allen biologischen Systemen können sich aber auch beim Immunsystem Fehler einschleichen. Mit fortschreitendem Alter wird das Immunsystem schwächer, die Anfälligkeit des Menschen gegenüber Krankheiten und Störungen nimmt zu.
Abgesehen von der Alterung wird es auch durch Vorschädigung, beispielsweise chronische Erkrankungen ebenfalls beeinträchtigt. Eine medikamentöse Unterdrückung des Immunsystems, wie sie beispielsweise bei Organtransplantationen und durch den Einsatz von Krebsmedikamenten stattfindet, kann schlimme Auswirkungen haben.
Es hängt immer von vielen Faktoren, vom Zustand des Immunsystems und der Aggressivität der Erreger ab, wie schwer eine Erkrankung verläuft, wie lange sie dauert, oder ob der Erkrankte an den Folgen einer Infektion sogar verstirbt.
Aber auch psychologische, seelische Faktoren wie Stress, können das Immunsystem belasten und schädigen. Damit sind wir beim zweiten Schlüsselpunkt angelangt, beim Phänomen Stress.
Der bekannte Mediziner Hans Selye hat diesen Begriff definiert mit Belastungen, Anpassungszwängen, Anstrengungen, Verzerrungen, und Ärgernissen, denen ein Lebewesen täglich durch Lärm, Hetze, Frustration, Schmerz, Existenzangst und vieles andere ausgesetzt ist. Wir werden dadurch seelisch und körperlich unter Druck gesetzt.
Stress ist keine Zivilisationserscheinung von heute, sondern ein lebenswichtiger Vorgang, der seit Urzeiten untrennbar mit dem Leben verbunden ist. Er ist

ein im Menschen und in den Tieren eingebauter Verteidigungsmechanismus, der bei Gefahr in Sekundenschnelle alle inneren Energiereserven für eine extreme Muskelleistung mobilisiert. Er dient so der blitzschnellen Vorbereitung auf Flucht oder Angriff.

Nur sind wir heute nicht mehr die Jäger aus der Urzeit, denen diese Funktion zum Überleben verhalf. Der Ablaufmechanismus funktioniert aber beim modernen Menschen wie vor Jahrtausenden. Mit einem Unterschied: Wir haben nicht mehr die Möglichkeit, die Alarmreaktion durch Flucht, Angriff oder einen anderen Energieeinsatz umzusetzen, abzureagieren.

Die instinktiven Impulse werden beim modernen Menschen einfach abgeklemmt, die dabei entstehende biologische Frustration schädigt unser Immunsystem, unseren Kreislauf.

Wir sind weder in der Lage, Stressoren körperlich umzusetzen, noch geistig-seelisch umzufunktionieren. Die Stressoren von heute werden uns oft gleichzeitig beschert, beispielsweise im Strassenverkehr: Lärm, laufende Alarmsituationen, Luftverschmutzung, verstopfte Strassen, Unfälle, belasten uns gleichzeitig. Dazu kommt die Bewegungsarmut, die den Stressabbau zusätzlich verhindert. Das Auto und die anderen modernen Verkehrsmittel machen uns faul und schwach. Das endlose Parkplatzsuchen, das Kolonnenfahren, Ärger, Aufregung, Aggressionen der Verkehrsteilnehmer gegeneinander, die Luftverpestung durch Auspuffgase wie Kohlenmonoxid, Blei, Kohlenwasserstoffe, Aerosole und Feinstaub, das alles belastet uns gleichzeitig körperlich und seelisch, formt sich zum Alltagsstress. Und der ist Gift für unser Immunsystem.

Weil wir zudem selbst bei stärksten Stressreizen in relativer Bewegungslosigkeit verharren, können wir die körperlichen Stressreaktionen nicht genügend abreagieren. Der Stress entartet, wird zum pathologischen, krankmachenden Stress. Er ist bei vielen von uns die Ursache von Magen- und Darmgeschwüren.

Wir erleben überall Stress. Im Beruf, am Arbeitsplatz, mit dem Chef, mit den Untergebenen, mit den Kollegen, aber auch zuhause, mit den Partner, mit den Kindern; oder im Klub, in der Politik, in der Kirche, am Stammtisch, im Sport, mit den Behörden, an der Börse, mit unseren Finanzproblemen. Unbefriedigende Tätigkeiten verursachen Stress, ebenso Neid, Unverständnis, Vorwürfe, Komplexe, sowie Reize aller Art.

Wir sollten uns folgendes merken:
- grosser emotionaler Stress erhöht die Krankheitsanfälligkeit.
- chronischer Stress bewirkt eine Hemmung des Immunsystems, erhöht die Anfälligkeit insbesondere für Krebs.
- emotionaler Stress, der das Immunsystem hemmt, führt zu hormonalem Ungleichgewicht. Dieses Ungleichgewicht fördert die Vermehrung anomaler Zellen gerade zu einer Zeit, wo der Körper am wenigsten imstande ist, sie zu zerstören.
- entscheidend ist, wie der Einzelne mit dem Ausmass der emotionalen Überlastung fertig wird. Der eine wird krank, der andere nicht.

Fälle, in denen auf tiefe Sorgen, vergebliche Hoffnungen und Enttäuschungen bald der Ausbruch einer Krebserkrankung folgte, sind so häufig, dass es kaum noch Zweifel gibt, dass seelische Depressionen neben anderen die Krebsbildung begünstigenden Einflüssen eine sehr gewichtige Rolle spielen.

Viele Beobachtungen weisen auf Zusammenhänge zwischen der emotionalen Verfassung und Krankheit hin.

Ich habe diese Zusammenhänge so beschrieben, wie ich sie selber erlebt und erkannt habe. Die durch intensive Nachforschungen vertieften Kenntnisse haben viel dazu beigetragen, meine Krebserkrankung und andere Krankheiten überhaupt aus neue, vielfältiger Sicht begreifen zu lernen. Im Endeffekt habe ich dabei auch gelernt, mich besser darauf einzustellen. Und mein Staunen und meine Ehrfurcht vor dem Wunder Natur werden immer grösser.

Ein Rückblick auf die Zeit danach

Mit dem Aufschreiben erster Erfahrungen hatte ich kurz nach der Entlassung aus dem Spital begonnen, aufgrund von Gedanken, die ich bereits während den Spitaltagen notiert hatte. Dann fügte ich die Betrachtungen der nächsten paar Jahre hinzu. Aber erst jetzt, 15 Jahre nach dem Krebs, habe ich jene fundierten, wertvollen Erfahrungen und Erkenntnisse beisammen, die einen Rückblick unter dem Motto *"Erkenne dich selbst, dann erkennst du auch den Krebs"* ermöglichen.

Nachdem sie mein erstes, nach vier Jahren erschienenes Krebs-Buch gelesen hatten, kontaktierten mich immer wieder Freunde und Bekannte, Mitbetroffene, aber auch völlig unbekannte Leute, vertrauten mir ihre eigenen Erfahrungen, Ängste und Sorgen an, und stellten mir viele Fragen, auf die ich damals oft keine Antwort wusste.

Immer mehr wurde ich mir aus den Schilderungen Mitbetroffener der Tatsache bewusst, dass der Krankheitsverlauf bei Krebs ganz verschieden abläuft. Dessen Entstehung und Heilung ist und bleibt ein Geheimnis. Eine wichtige Erkenntnis ist indessen die Tatsache, dass viele wegen den negativen Erfahrungen mancher Betroffener mehr Angst haben vor den Nebenwirkungen von Therapien, wie Chemo- und Strahlentherapie, als vor der Krankheit selbst. Und Krebsspezialisten selber müssen sich immer wieder fragen, warum der eine Patient stirbt, der andere bei völlig gleicher Prognose und Behandlung überlebt. Nie mehr werde ich meine Begegnungen mit einem netten jüngeren Ehepaar aus meinem privaten Bekanntenkreis vergessen können. Wir begegneten uns zufällig im Wald anlässlich meiner täglichen Läufe. Das erste Mal sagte mir der Mann freudestrahlend, jetzt habe er wie ich die Darmkrebsoperation erfolgreich überstanden, befinde sich auf dem Weg zur Besserung. Und seine Frau fügte hinzu, wie glücklich sie und ihre kleinen Kinder darüber seien. Sie hätten übrigens interessiert mein Buch gelesen. Kurz darauf traf ich wieder beide, aber in einer völlig depressiven Verfassung. Er habe einen Rückfall gehabt, jetzt erlebe er schon die zweite Chemotherapie mit schlimmsten Nebenwirkungen. Das dritte Mal begegnete ich nur noch der tieftraurigen Frau. Ihr 33-jähriger Mann sei vor einem Monat verstorben. Verzweifelt stellte sie mir die Frage, wieso er so jung an dieser Krankheit sterben musste, während ich viel Älterer schon so lange überleben dürfe. Sie könne doch nicht mehr an einen *"lieben Gott"* glauben, wenn er so etwas zulasse. Ihr Verzweiflungsschrei hat mich tief aufgewühlt und mir ein schlechtes Gewissen verursacht.

Wie ein Blitz traf mich auch bald darauf die Nachricht von der plötzlichen Krebserkrankung meines Hausarztes, jenes mitfühlenden Menschen, der mir durch seine langjährige, bei meiner Krebserkrankung besonders wertvolle Betreuung, zum echten Freund geworden war. Als er bereits sieben Monate später im Alter von erst 59 Jahren sterben musste, verstanden seine Familie, seine Arztkollegen und ich die Welt nicht mehr.

Diese traurige Tatsache machte mir klar, dass nicht nur meinem Wissen enge Grenzen gesetzt sind, sondern in solchen Situationen auch renommierte Krebsspezialisten ratlos dastehen können. Gleichzeitig realisierte ich, dass mich die Mutter Natur mit dem Geschenk des langjährigen Überlebens sicher dazu verpflichten wollte, über die Umstände und Faktoren meines Überlebens vertieft nachzudenken, und die neu gewonnenen Erkenntnisse erneut als Hilfe anzubieten.

Diese formten sich ganz langsam – und erst nach wiederholter Prüfung auf ihren Wahrheitsgehalt – zu einem Mosaik von Wissen und Erfahrungen, von dem andere Betroffene und ihre Angehörigen sicher mit profitieren können, wenn ich es heute vorstelle.

Dazu muss ich mich unbedingt wieder an die Anfangszeit nach der Entlassung aus dem Spital zurück begeben, mir meinen damaligen Zustand vergegenwärtigen. In meinem Spitalaustrittsbericht hiess es zur erfolgten Operation ganz lapidar: *"Tiefe anteriore Kolon-Resektion am 31.5.2001"*.

Was an Können, an erbrachten grossartigen Leistungen, und einem bewundernswerten Betreuungseinsatz der beteiligten Chirurgen-, Ärzte- und Pflege-Teams dahinter stand, geht daraus nicht hervor.

Was für die Ärzte und PflegerInnen Routine darstellt, bedeutet für uns Patienten die dramatische Erfahrung eines neuen Weltgeschehens und eines neuen Weltbildes. Das damals negativ Erlebte möchte ich niemand anderem wünschen, – auch nicht Menschen, die ich eigentlich nicht mag – denn es war körperlich und seelisch die schlimmste Zeit meines Lebens.

Der Krebs hatte meine Persönlichkeit verändert. Zuvor war ich während fast einem halben Jahrhundert in unserer einmalig guten Ehepartnerschaft, und auch als Vater, der dominante, tonangebende Part gewesen. Dann hat mich der Krebs plötzlich und überraschend in eine Position absoluter Hilflosigkeit, Abhängigkeit und Schwäche versetzt.
Ich habe es körperlich und geistig-seelisch gleich schlimm erfahren müssen. Aber als ich erfolgreich operiert aus dem Spital entlassen wurde, verblieb meine Seele wegen der Angst vor der ungewissen Zukunft und eines statistisch wahrscheinlichen Rückfalls im schlimmen Trauma.
Körperlich hatten mir die Ärzte und Pfleger aus dem Tief geholfen. Im Spital hatte ich mich sehr umsorgt gefühlt, wozu auch der tägliche Besuch meiner lieben Frau wesentlich beigetragen hatte. Das war ein guter Grund, seelisch intensiv mitzumachen, um sowohl aus dem körperlichen als auch dem seelischen Loch herauszufinden.
Ich war zwar erfolgreich operiert worden, aber meilenweit von einer Heilung entfernt. Bei der Entlassung hat mich niemand für die Zukunft beraten und darauf aufmerksam gemacht, was mir jetzt bevorstehen würde. Ich fand mich von einer Stunde auf die andere zuhause wieder, in der fremden Rolle des unsagbar Schwachen, vor allem des seelisch Hilfsbedürftigen. Ohne Anleitung, wie diese Situation bewältigt werden könnte. Ich war mir fremd geworden, jemand, der sich vor allem als Belastung der mittraumatisierten Ehefrau und Familie empfand.
Das war eine schlimme Erfahrung, die zudem in die Erkenntnis mündete, dass die rein physischen Interventionen beim Krebs wenig ausrichten können, dass er langfristig als Ganzes, als Gefüge von Körper, Geist und Seele *(Emotionen)* angegangen werden muss. Aus vielen Gesprächen weiss ich, dass viele die gleiche Erfahrung machen mussten. Und darin glaube ich einen der wesentlichen Gründe dafür gefunden zu haben, warum der eine daran stirbt, der andere überlebt. Es ist der seelische, emotionale und spirituelle Aspekt, der darüber massgeblich mitentscheidet.
Bei vielen ruft allein schon das Wort Krebs Angst und Schrecken hervor, was teils darauf zurückzuführen ist, dass sie sich im Ungewissen über das Thema Krebs befinden. Auch in der Krebstherapie und Krebsforschung beteiligte Ärz-

te haben dann Angst vor dem Krebs, wenn sie einseitig auf die körperlichen Aspekte und Behandlung der Krankheit konzentriert sind.

Um meine erweiterten Erkenntnisse zu erklären, lege ich mein Inneres, meine Seele, in einer Art offen, wie es sonst vermutlich nur bei einer Psychoanalyse denkbar ist.

Gleichzeitig brauche ich als Laie grossen Mut, einige Themen so aufzugreifen, dass sie etablierte Ansichten der Wissenschaft in Frage stellen könnten. Ich bringe ihn auf, weil ich glaube, durch meine langjährigen Erlebnisse und Erfahrungen dazu berechtigt zu sein. Niemand wird bezweifeln können, dass selbst den renommiertesten Chirurgen und Forschern die Eigenerfahrung als Patient in der Regel abgeht. Diese eröffnet aber einen erweiterten, wichtigen Horizont. Und deshalb kann ich mit meinen Schilderungen vielleicht einen gewissen Beitrag leisten, wenn es um die Mitberücksichtigung von Patientenerfahrungen bei inskünftigen Projekten geht.

15 Jahre nach der Operation richten sich meine Gedanken vor allem auf jenen Aspekt der Krebserkrankung, den ich im ersten Buch im Kapitel *"Herr Professor, sind Sie bei der Operation auch meiner Seele begegnet?"* aufgegriffen hatte. Damals war ich quasi noch ein Novize in Sachen Krebserfahrung, hatte aber die Frage gemäss meinem Empfinden gestellt, die auf den Körper beschränkte Therapie genüge mir nicht.

Ich hatte schon bei früheren Krankheitserlebnissen, die teils mit Operationen, teils mit mehrwöchigen Spitalaufenthalten verbunden waren, dieselbe Empfindung gehabt. Mir fehlte einfach ein vermehrtes Eingehen der Ärzte auf mein jeweiliges moralisches Empfinden, auf meinen durch das Krankheitserlebnis anders geprägten Seelenzustand. Nach der Krebsoperation hatte mich zwar einmal – vermutlich war es Programmbestandteil – eine Psychotherapeutin kurz kontaktiert, dabei mit Freuden festgestellt und weiter kommuniziert, dass ich der einzige der frisch operierten Krebspatienten sei, der das Wort Krebs offen ausspreche. Sie nickte zustimmend, als ich meine Meinung äusserte *"Wer den Krebs totschweigen will, stirbt eher daran"*.

Aber der Umstand, dass bei jeder Krankheit sowohl Körper, als auch Geist und Seele zusammen betroffen sind, wurde nicht besonders angesprochen. Beispielsweise schien die Therapeutin wie ich damals keine Kenntnis zu haben vom Lebenswerk des renommierten amerikanischen Ärzte- und Forscherehepaares Carl Simonton und Stephanie Simonton-Matthews, – er ein Psychoonkologe und Spezialist für Strahlentherapie, sie Psychologin und Leiterin der Beratungsstelle des Krebsberatungs- und Forschungszentrums in Fort Worth (Texas).

Dabei wäre dies der genau richtige Zeitpunkt gewesen, mich auf ihre Erkenntnisse und ihre daraus entstandenen Bücher aufmerksam zu machen, das *"Auf dem Wege der Besserung"*, und das *"Wieder gesund werden"*, beide im Rowohlt-Verlag erschienen. Auch keiner der mich behandelnden Ärzte hatte mir jemals einen Hinweis darauf gegeben, vermutlich weil die Forschungen der Simontons von der Schulmedizin bis heute noch nicht voll akzeptiert und deshalb auch nicht bekannt geworden sind.

So wurde ich halt nach gut vier Wochen mit dem erfolgreich "resektierten" (verkürzten) Darm nach Hause geschickt, begleitet mit den besten Wünschen und von einem im Spital *"aufgelesenen"*, aber noch therapieresistenten Virus, der mir lange zu schaffen machen sollte. Damals war die Weiterführung der Behandlung auf rein medizinischer Grundlage durch Zustellung des Austritts- und Operationsberichtes an meinen armen Hausarzt delegiert worden.

Genau drei Wochen nach der Spitalentlassung musste ich mich übrigens noch zum zweiten Mal einer Prostataoperation *(TURP, Hyperplasie, kein Krebs)* unterziehen lassen, nachdem sie wegen der dazwischen gekommenen Krebsoperation hinausgeschoben worden war.

Wegen dieser, angesichts der noch ungenügenden körperlichen Erholung von der Krebsoperation als noch mehr belastend empfundenen Operation, und dem immer noch peinigenden Spitalvirus war ich jetzt so richtig *"auf dem Hund"*, befand mich physisch und psychisch auf einem absoluten Tief.

Mein arg geforderter Hausarzt gab sich alle Mühe, verzweifelte fast, als sich der Virus gegen sieben verschiedene Antibiotica resistent erwies. Aber schliesslich definierte ein Enzymlabor den Spitalvirus als Corynebacterium Propinquum, und er konnte mit Cotrimoxazol therapiert werden.

Aber es ist nicht selbstverständlich, bei immer voll besetztem Wartezimmer und beim heutigen Gesundheitssystem ein längeres psychologisch gefärbtes (deswegen nicht vergütbares) Gespräch mit einem Hausarzt führen zu dürfen.

Einen zusätzlichen Hammer erlebte ich, als er mir beim vom Strassenverkehrsamt vorgeschriebenen Untersuch mitteilen musste, meine Fahrtauglichkeit könne erst nach erfolgreichen Grauen-Star-Operationen bestätigt werden. Also liess ich halt diese zwei Prozeduren, auch noch über mich ergehen, zusammen vier operative Eingriffe innert einem halben Jahr.

Da sass ich nun, ich armer operierter Tor, und war nicht klüger als zuvor. Ich wusste angesichts meines schlechten Allgemeinzustandes nicht, ob ein Rückfall zu erwarten war. In einem Zustand von Passivität, Apathie und Depressivität neigte ich zum Aufgeben.

Ich zog mich immer mehr ins Schneckenhaus zurück, mein früher vielfältiger Tagesablauf verkümmerte zu einem lustlosen Dasitzen und Abwarten. Ich hatte einfach keine Lust mehr, dieses oder jenes zu tun, zu musizieren, zu malen, zu schreiben oder zu gärtnern. Ich nahm mir nicht einmal die Zeit, die Landschaft, die Bäume oder die Blumen anzugucken, sondern verbrachte zu viele Stunden in meinem Sessel vor dem Fernseher.

Leidtragende waren auch meine arme Frau, sowie unser Hund und unsere Katze. Meine Frau, die mich die ganze Zeit über doch so hingebungsvoll betreut hatte, aber auch meine Tiere, denen ich vorher viel Zeit gewidmet hatte, wurden langsam selber depressiv. Und genau diese Beobachtung war es schliesslich, die mir die Augen öffnete. Ich erkannte intuitiv, dass ich nicht geheilt werden konnte, wenn es so weiter ging. Und ich realisierte, dass ein Umschwung von der Gemütsseite ausgehen musste, dass ich die Krankheit dazu benützen musste, mir neue Prioritäten und Ziele zu setzen, mir ein neues Bewusstsein zu beschaffen.

„Hallo, neuer Tag"

(Das ist mein tägliches Morgengebet)

„Sei willkommen, und mögest du ein guter Tag sein. Ich weiss nicht, was du mit mir vorhast, so wie ich es bei all deinen Vorgängern auch nicht wusste, vermutlich bei den meisten von ihnen gar nicht wissen wollte. Sei mir deswegen nicht böse und nachtragend, denn heute will ich dir nämlich meine ganze Aufmerksamkeit schenken.

Selbst wenn du mein letzter sein solltest, will ich dir dankbar sein. Vermutlich hast du die heutigen Stunden schon für mich eingeteilt. Auch dafür danke ich dir. Bist du zufrieden, wenn ich dir sage, dass ich sie besser nutzen will als frühere Stunden? Ich weiss jetzt, dass ich nicht mehr allzu viele von ihnen zugute habe. Komisch, dass sie deshalb von Tag zu Tag kostbarer werden.

So will ich denn mit unseren heutigen sehr sorgfältig umgehen. Habe Dank für all deine Güte, und sei möglichst gnädig mit mir."

Jeder Mensch verändert sich durch eine Krebserkrankung, vor allem in seiner Einstellung zum Leben. Die obigen Gedanken zeigen, wie sich beispielsweise bei mir eine neue Einschätzung meiner Lebenstage ergeben hat.

Ich möchte Ihnen auch meine damit in Zusammenhang stehende neue Tagesphilosophie vorstellen. Sie begann eines Nachts im Spital, etwa vier Wochen nach meiner Darmkrebsoperation. Weil ich nicht schlafen konnte begab ich mich mit meiner Gehhilfe in den menschenleeren Korridor vor meinem Zimmer. Zwanzigmal die 50 m Korridorlänge hin und zurückzulegen, ergab exakt einen Kilometer Geh- und Fitnesstraining.

Plötzlich hörte ich wegen der offen stehenden Türe aus dem Stationszimmer die Aussage eines Arztes *"seine Tage sind gezählt"*. Mich konnte er damit nicht meinen, denn ich befand mich auf dem Weg zur Genesung. Trotzdem machten mich seine Worte sehr nachdenklich. War seine Feststellung bedacht, oder sagt man so etwas einfach als eine Art Floskel?

Ich begab mich zurück in mein Zimmer, behändigte meine Agenda aus der Nachttischschublade, und machte mich hinter die Aufgabe, die Zahl meiner bisherigen Lebenstage genau zu berechnen. Das Lebensjahr zu 365 Tagen, plus alle vier Jahre ein Schalttag dazu. Das Ergebnis trug ich in der Agenda ein.

Gleichzeitig setzte ich die Zahl der seit der Operation vergangenen Tage dazu. Denn im Sinne der obigen Eingangsbetrachtung wollte ich die mir von der Mutter Natur geschenkten Tage aus einer völlig neuen Sicht betrachten und würdigen.

Seither habe ich diese Zahl stets in meiner Agenda nachgeführt, um sie ja nie zu vergessen. Am 15. Jahrestag der Operation waren es 5'479 Tage meines geschenkten zweiten, und sogar 31'983 Tage meines Gesamtlebens *(ich befinde mich im 88zigsten!)*.

Meine Frau und ich danken der Mutter Natur jeden Abend in einem besonderen Ritual vor dem Einschlafen aufs Neue für ihr wertvolles Geschenk, das für uns gleichzeitig die Verpflichtung darstellt, es sinnvoll und dienend einzusetzen. Am Operations-Gedenktag habe ich das Schicksal sodann inbrünstig gebeten, das gleiche Geschenk auch vielen anderen Krebspatienten zu gewähren.

Jedermann, der eine schwere Erkrankung hinter sich hat, wird dieses Gefühl einer unendlichen Dankbarkeit sicher nachvollziehen können.

Thesen - Erkenntnisse – Glaubensfragen

Ich durfte den Krebs jetzt schon länger als 15 Jahre überleben. In diesem Zeitraum habe ich mich intensiv nicht nur mit den körperlichen Belangen und Hintergründen meines Überlebens befasst, sondern die damit verbundenen Fragen auch auf den Bereich von Geist und Seele, somit der Spiritualität, ausgeweitet.
Meine diesbezüglichen Erfahrungen und Erkenntnisse habe ich immer wieder mit anderen überlebenden Krebspatienten besprochen und verglichen. Fragen aufgeworfen, warum wohl einige von uns nur kurz überleben durften.
Ferner habe ich sie mit jenen Erkenntnissen und Forschungsergebnissen verglichen, die forschende Spezialisten, beispielsweise der Psychoonkologe Dr. Carl Simonton und seine Psychologengattin Stephanie Simonton-Matthews über viele Jahrzehnte hinweg bei der Therapie von Tausenden ihrer Krebspatienten gesammelt, und in ihren Büchern publiziert haben.
Unsere gemeinsame Aufmerksamkeit hat sich immer wieder auf die Überprüfung von allfälligen Zusammenhängen von Körper-Geist-Seele-Belangen bei der Entstehung, der Behandlung und stattgefundenen Heilungen von Krebskrankheiten gerichtet.
Unsere dabei gewonnenen Erkenntnisse werden leider von der Schulmedizin deshalb noch oft bezweifelt, weil sie nicht mit rein wissenschaftlichen Methoden apparativ überprüft und nachvollzogen werden können.
Für Disziplinen, die sich auf die rein organisch-körperliche Untersuchung und Behandlung von Krankheiten beziehen, hat die schulmedizinische Forschung und Entwicklung immer komplexere und zuverlässigere Messgeräte und Messmethoden zur Überprüfung entwickelt, welche die Ergebnisse der Tätigkeiten von Spezialisten wie Ärzten, Röntgenassistenten, Laboranten, Krankenschwestern, Physiotherapeuten, Krankengymnasten, Masseuren etc. so genannt wissenschaftlich messbar und auch reproduzierbar machen.
Denkvorgänge und vor allem die Spiritualität sind hingegen auf wissenschaftlicher Grundlage bisher noch nicht mess-, reproduzier- und nachvollziehbar. Die Gehirnstrommessung beispielsweise ist ein rein physiologischer Vorgang, obwohl dabei vermutlich auch Aspekte der Spiritualität erfasst werden.

Somit werden Erkenntnisse auf geistig-spiritueller Ebene zwangsläufig zur Glaubensfrage reduziert. Als solche sollten sie wenigstens so offen diskutiert werden wie die Glaubensfrage in den Religionen.

Und in diesem Zusammenhang darf ich daran erinnern, dass die gesamte wissenschaftliche Forschung nichts Feststehendes bedeutet, sondern in einer regelmässigen Abfolge bestehende Thesen, immer neue Entwicklungen, Erkenntnisse und neue Thesen, zum jeweils gültigen Wissensstand führen. Darum hat Leonardo da Vinci den Fortschritt mit *"eines löst das andere ab"* bezeichnet.

Den Wissenschaftern und Nichtwissenschaftern sei deshalb die vielleicht nicht einfach zu beantwortende Frage gestellt: *Sind Sie der Überzeugung, dass der Mensch nur aus seinem Körper besteht, oder gestehen Sie ihm auch die zwei weiteren, voneinander unterscheidbaren Teile von Geist und Seele zu?*

Dabei gehe ich von der Annahme aus, dass deren Existenz nicht bezweifelt wird, dass ferner Ärzte und auch Laien wissen, dass mit dem Einsatz von Biofeedbackgeräten gewisse Zusammenhänge messbar geworden sind.

Bei den Krebserkrankungen spielt beispielsweise das in seinen Ausmassen leider noch nicht messbare Gefühl der *"Angst"* immer wieder eine erhebliche Rolle. Wie alles, was mit Instrumenten noch nicht messbar ist, hat dieser Umstand aber für die Erkenntnisse in der Schulmedizin und damit auch im Bereich der Krebserkrankungen noch zu wenig Aussagekraft.

Aber kaum jemand wird die von uns Krebspatienten tausendfach erlebte Erfahrung bestreiten wollen, dass seelische Aspekte der Angst ebenso wie ihr Gegenstück „*Freude*" sowohl in der Krankheitsentstehung als auch in der Krankheitsbehandlung sehr wohl eine grosse Rolle spielen.

Emotionale Zustände haben mit Gewissheit auch Auswirkungen auf den organisch-körperlichen Bereich des Menschen. Die Verfassung der Seele und des Geistes wird immer unterschwellig in den körperlichen Zustand mit einbezogen.

Vor allem im finalen Stand der Krebserkrankungen, wenn nur noch wenige Überlebenstage oder Wochen prognostiziert werden, und die verbleibende Zeit zudem von teils dramatischen Schmerzerlebnissen dominiert wird. Solche Zustände habe ich selber immer wieder als seelische Defizite erlebt und überstanden. In solchen Situationen ist es oft nur noch der Glaube, der einem hilft, das grausame Schicksal zu ertragen.

Aber auch der Heilungsprozess ist nach meiner Erfahrung und Überzeugung vor allem eine Sache des seelisch-geistigen Geschehens. Um ihn zu erleben, braucht man keine Messgeräte, sondern Gnade beim persönlichen Schicksal.

Die Stomaträger als unsere Mutmacher

Bei Krebs hat man nicht nur Angst vor dem Tod, sondern auch vor möglichen Krankheitsnebenfolgen. So war für mich bereits bei der Eröffnung der Darmkrebsdiagnose die Vorstellung, inskünftig mit einem künstlichen Darmausgang, einem Stoma, leben zu müssen, einfach unerträglich. Deshalb wollte ich mich zuerst gar nicht operieren lassen, und hätte damit aus reiner Unkenntnis der Zusammenhänge fast mein Leben aufs Spiel gesetzt.

Leider lernte ich erst einige Zeit nach der Operation eine wichtige Menschengruppe mitsamt ihrer Überlebensphilosophie näher kennen und schätzen. Das waren die Stomaträger, deren regionale Vereinigung mich zur Vorstellung meines Buches eingeladen hatte. Dieser Anlass wurde für mich zur unvergesslichen Begegnung mit einzigartigen, bewundernswerten Menschen, die uns vormachen, wie man dank einer besonderen menschlichen Einstellung auch mit einer Körperversertheit gut und zufrieden weiterleben kann. Mit einer nie erwarteten Offenheit haben sie mir erzählt, wie sie teilweise schon seit Jahrzehnten mit diesem für mich so unheimlich schwierig scheinenden Problem des Stomas umgehen.

Dabei habe ich erfahren, dass selbstverständlich jeder Patient selber bestimmt, mit wem und in welcher Offenheit er über seinen Defekt reden will, aber aus falscher Scham heraus solle nicht geschwiegen werden. Eine offene Information helfe nämlich, bei Arbeitskollegen und anderen Personen des persönlichen Umkreises, falsche Meinungen zu korrigieren. Da ein Stoma nicht arbeitsunfähig mache, sei in der Regel auch eine Rückkehr an den Arbeitsplatz möglich.

So bin ich damals neu aufgeklärt, tief beeindruckt, aber auch sehr beschämt wegen meiner falschen Ängste nach Hause gegangen. Seither sind die Stomaträger für mich eine Menschengruppe, die ich sehr bewundere.

Deshalb möchte ich das, was ich von ihnen in der Sache gelernt habe, wenigstens in Stichworten an meine Leser weitergeben. Die meisten von uns wissen mit dem Begriff Stoma wenig anzufangen. Es ist aber sehr wichtig, mehr darüber zu wissen, um allfällige Fehlentscheidungen zu vermeiden. Das Wort Stoma kommt aus dem Griechischen und bedeutet so viel wie Öffnung. In der Medizin wird mit Stoma eine künstliche, operativ hergestellte Öffnung eines

Hohlorgans bezeichnet. Und zwar mit Ileostoma der künstliche Dünndarmausgang, mit Kolostoma der künstliche Dickdarmausgang, mit Urostoma der künstliche Blasenausgang.

Beim gesunden Menschen gelangt die Nahrung vom Mund durch die Speiseröhre in den Magen. Nach dem Verdauungsvorgang in diesem Organ entnimmt unser Körper dem Speisebrei zuerst im Dünndarm und anschliessend im Dickdarm die lebenswichtigen Nährstoffe und Flüssigkeiten. Im untersten Teil des Dickdarms, dem Mastdarm, wird dem Brei viel Wasser entzogen. Dort entsteht nach und nach der feste Stuhl, der dann schubweise ausgeschieden wird. Nun kommt es immer wieder vor, dass besonders im letzten Teil des Verdauungstrakts Defekte auftreten, die den ganzen Ablauf des Systems in Frage stellen. So bei Krebserkrankungen, wo beispielsweise in bestimmten Fällen nach der Darmoperation der normale Ausgang nicht mehr funktioniert. Würde man hier keinen künstlichen Ausgang, kein Stoma anlegen, wäre ein Weiterleben in Frage gestellt.

Bei den künstlichen Darmausgängen wird ein Darmstück zur Ausleitung der Ausscheidungen auf unterschiedliche Weise durch die Bauchdecke nach aussen geführt. Dieser Ausgang ist als eine rote schmerzunempfindliche Schleimhautrosette am Körper sichtbar – sofern man diese Hautstelle des Patienten einmal zu Gesicht bekommt.

Auch bei chronisch entzündlichen Krankheiten wie Morbus Crohn oder Colitis Ulcerosa ist manchmal ein Stoma die einzige Lösung. Wenn man das Stoma aus diesem Blickwinkel betrachtet, ist es ein erträglicher Defekt, mit dem man nach Aussage der Stomaträger durchaus in Zufriedenheit leben kann. Soweit also die Erklärung zur Sache.

Für mich ist es ebenso wichtig, auf die geistige Seite nochmals speziell einzugehen. Wir Krebspatienten entwickeln wie die Stomaträger eine neue, verfeinerte Sensibilität in Bezug auf den Umgang mit unseren Mitmenschen.

Das betrifft einerseits Einzelpersonen aus unserem Bekannten- und Freundeskreis, mit denen sich unsere persönlichen Beziehungen wegen unserer Krankheit entweder vertiefen oder verschlechtern. Die daraus entstehenden neuen Wertmassstäbe haben auch Einfluss auf unsere Beurteilung verschiedener Menschen. Die Angehörigen der Pflegeberufe schätzen wir insgesamt sehr.

Besondere Hochachtung empfinde ich persönlich für deren Zweig Palliativpflege, oder das in der Öffentlichkeit kaum bekannte Spezialgebiet der ALS (Amyotrophe Lateralsklerose, eine degenerative, nicht heilbare Erkrankung des motorischen Nervensystems), wo sich Ärzte und Betreuer in bewundernswerter Weise für Menschen ohne Überlebenschancen einsetzen.

Aber jene, die nur für ihre egoistischen materiellen Ziele leben, die Karrieremenschen, die abzockenden Banker und Manager, ordnen wir längst nicht mehr einer wertvollen geistig-ethischen Elite zu. Wir bemessen Menschen nicht nach ihren Worten und Bekenntnissen, sondern nur noch nach ihren Taten. Es wäre von Gutem, wenn diese Haltung von der Gesellschaft übernommen würde.

Negatives und Angst durch Freude ersetzen

Es war einmal mehr meine Frau, die mir den richtigen Anstoss für die Gestaltung meiner neuen Lebensphase gab. Als ich ihr sagte, dass ich einen Weg zur Änderung meines Verhaltens und damit meines weiteren Lebens suche, erinnerte sie mich spontan an eine vor vielen Jahren erlebte Situation.
Bei einem unserer so raren Urlaube war ich damals auf die Superidee gekommen, inmitten der wunderschönen Bündner Bergwelt wieder einmal die Staffelei aufzustellen und ein Landschaftsbild zu malen. Meine Frau, unsere Kinder und unser Collie Billy waren natürlich dabei, und zwischendurch nahm ich mir immer wieder Zeit für ein gemeinsames Spielen. Ihr damaliger Kommentar lautete: *"ich hab dich schon lange nicht mehr so entspannt und glücklich erlebt"*.
Daran erinnerte sie mich jetzt, und es fiel mir wie Schuppen von den Augen. Genau in der Art konnte und sollte mein Weg in ein neues Bewusstsein gestaltet werden. Wir wohnen ja inmitten einer zauberhaft schönen Landschaft am oberen Bodensee. Aber wegen dem Krebs hatte ich es verlernt, sie als solche zu sehen und zu empfinden.
Jetzt erinnerte ich mich ferner an jenes weitere Erlebnis, als mich bei einem meiner Amerikaaufenthalte ein sehr alter, weiser Indianer in die Mystik seiner Landschaft eingeführt hatte, mich die Schwingungen und Strahlungen erspüren lehrte, die von den Sternen, der Sonne, den Bäumen, den Sträuchern, den Blumen, den Kräutern, vom Himmel und den Gewässern ausgehen. Er lehrte mich auch, das zarte Streicheln des Windes bewusst zu erleben. Wie konnte ich das vergessen haben.
"Du verd.... Krebs, das machst du nicht noch einmal mit mir" schrie ich in mich hinein, weckte damit meinen Lebenswillen aus seinem Tiefschlaf.
Obwohl ich mich körperlich noch ungemein schwach fühlte, unternahm ich den ersten richtigen Schritt, indem ich mir ein Paar Nordic Walking Stöcke – wie am Fernseher gesehen – besorgte, um mich auf eine neue Ära vorzubereiten. Zusammen mit dem vor Freude fast ausflippenden, einjährigen Pudeljungen Gerry begab ich mich auf einen ersten 3-km-Spaziergang, an einem prachtvol-

len Sonnentag, inmitten der in voller Blütenpracht stehenden Frühlingslandschaft.

Ich kehrte von diesem zwar noch anstrengenden Lauf als neuer, geläuteter und überglücklicher Mensch zurück, in ein neues Leben. Bei dieser Rückkehr erwartete mich seitens meiner Frau zuerst ein ungläubiges, zaghaftes Staunen, besonders als ich sie mit Freudentränen in den Augen in meine Arme schloss.

Das war ein wirklicher Neubeginn, denn ab diesem Tag unternahm ich freudig diszipliniert täglich, über Jahre hinweg, einen allmählich länger werdenden Lauf, bei jedem Wetter, über alle Jahreszeiten hinweg.

Gerry und ich haben in den folgenden acht Jahren mehr als 20'000 km zu Fuss zurückgelegt. Aber wir haben dabei nicht nur eine körperliche Fitness und supergute Kondition entwickelt. Ebenso wichtig ist die Symbiose mit der dabei neu entdeckten Natur geworden.

Aber mit einem herzhaften Schmunzeln erinnere ich mich auch an ein bestimmtes Erlebnis im Zusammenhang mit dem Nordic Walking, das in dieser Zeit einen grossen Aufschwung erlebt hat.

Bei uns wurde vor allem die interessierte Damenwelt in speziellen Kursen mit dieser Freizeitbetätigung vertraut gemacht. Gerry und ich trafen zweimal in der Woche auf eine Damengruppe, die unter Leitung einer Sportlehrerin in unserem wunderschönen Waldgebiet zuerst ihre Dehnübungen durchführten, und dann sich in einer fast fanatisch ausgeführten Lauftechnik auf den Weg machte. Ich nahm mir einige Male die Freiheit, diese Damen anzusprechen. Ihnen zu sagen *„Aber meine Damen, versuchen Sie doch bitte, Ihre Blicke beim Gehen weg von der Strasse hinauf auf die Baumwipfel und hinein in die wunderschöne Natur zu richten, und lauschen Sie dem Gesang der Vögel und dem Surren der Insekten. Dann werden Sie Ihr Gehen als noch schönere Freude erleben!"*

Als mich so ein junges, hübsches Ding fast entsetzt anblickte, fügte ich hinzu: *„Ich lese in Ihren Gedanken, dass sie sagen möchten, ich alter Spinner solle doch besser den Mund halten. Einerseits haben Sie sicher Recht, aber glauben Sie mir, eines Tages werden Sie sich vermutlich doch positiv an den alten Spinner erinnern!"*

Ihnen, liebe Leserinnen und Leser, möchte ich in Sachen positives Erkennen noch etwas ganz wichtiges sagen, das ich von meinem leider verstorbenen,

weisen ersten Hausarzt übernehmen durfte. *Mit einer ganz kleinen Freude soll und kann man erfolgreich gegen einen grossen Kummer antreten.* Und lassen Sie sich durch etwas Unwichtiges (also fast alles!) nie aus der Ruhe bringen.
Negative Empfindungen machen nämlich krank, wenn man sie zu lange andauern oder zu stark auf sich einwirken lässt. Also freuen Sie sich aus Prinzip mehrmals täglich.
Wenn Ihnen nichts Besseres dazu einfällt, tun Sie einfach irgendetwas Gutes. Mensch, Tier und Natur warten immer auf Streicheleinheiten. Schon ein aufmunternder, netter oder lieber Blick kann Gutes bedeuten und bewirken, dem anderen wie uns selbst.

Die Verwurzelung des Geistes mit der Natur

Man hört hin und wieder auch beim Krebs von Spontanheilungen. Das bereits genannte Forscherehepaar Carl Simonton und Stephanie Simonton-Matthews sagt dazu: *"Wenn eine Krankheit einen unerwarteten Verlauf nimmt, sich auf eine Weise entwickelt, die sich nicht mehr allein auf die ärztlichen Interventionen zurückführen lässt, bezeichnet man dies als "spontan". Mit diesem Wort verbergen wir ein Unverständnis. Es gibt gar keine spontane Heilung, jeder liegt ein kausaler Zusammenhang zugrunde, nur sind wir jeweils noch nicht in der Lage, ihn zu verstehen. Auch die "spontane Heilung" ist auf Prozesse oder Mechanismen zurückzuführen, die wir noch nicht verstehen.*
Das liegt vermutlich daran, dass wir die Wirkung geistiger und emotionaler Vorgänge auf den Körper – einschliesslich unserer Einstellung zur Krankheit, zu ihrer Behandlung und zu ihren Heilungschancen – nicht genügend berücksichtigen. (Ende Zitat Simonton).
Die Simontons haben seit den Siebzigerjahren Tausende von Krebskranken im finalen Zustand, – bei denen also der baldige Tod prognostiziert worden war – nach ihrer Methode gleichzeitig schulmedizinisch behandelt, dazu aber die Selbstheilungskräfte beim Patienten durch Einbezug der seelisch-moralischen Prozesse aktiviert. Ihre oft erstaunlichen Erfolge wurden von der Schulmedizin lange Zeit nicht anerkannt und bezweifelt.
Ich wusste zum Zeitpunkt meiner Erkrankung und Operation noch nichts von ihrer Methode und ihren Forschungsergebnissen. Heute bin ich mir aber bewusst, dass ich mich intuitiv, ohne es zu wissen, auf dem Pfad ihrer Erkenntnis bewegte, und eine identische Entwicklung wie viele ihrer Patienten durchlief.
Das bedeutet, dass auch ich in eine geistige Sphäre eintrat, von deren Existenz in meinem Inneren ich zuvor nichts wusste. Jetzt wurden mir kausale Zusammenhänge Schritt um Schritt ersichtlich – physische wie auch spirituell-emotionale.
Diese Einsicht steht vermutlich im Widerspruch zu den kartesianischen Ansichten, die in der Schulmedizin wie in der Wissenschaft immer noch dominieren.

Naturwissenschaftler, wie Biologen, Meteorologen, Geologen, Agrarwissenschafter, Paläontologen, Physiker, Atomphysiker, Quantenphysiker, Physiologen und Weltraumspezialisten, sie alle erforschen die Abläufe und Zusammenhänge in der Natur auf jener wissenschaftlichen Ebene, die auf René Descartes und Isaac Newton zurückzuführen ist. So gesehen, war es kein Wunder, dass in keinem der Bücher über den Krebs, die ich mir nach der Diagnose besorgt hatte, etwas über den seelisch-geistigen Bereich zu lesen war. Durfte ich daraus folgern, dass ausser den Simontons viele renommierte Krebsspezialisten offenbar Scheuklappen tragen, wenn es um die seelischen Belange geht? Sicher nicht, aber als medizinischer Laie musste ich es selber versuchen, mir Klarheit über die von den Simontons behaupteten Zusammenhänge zwischen Schulmedizin und spirituellen Selbstheilungskräften zu verschaffen.

Auf vielen medizinischen Gebieten sind wir so gut informiert wie nie zuvor. Biologen erklären uns das mikroskopisch Kleine in den Lebewesen. Die Zellforschung wird immer intensiver betrieben, ebenso die Erforschung der Gene, von der man sich nicht nur Fortschritte in der Humanmedizin verspricht, sondern auch in der Agrarproduktion.

Mein Respekt vor solchen grandiosen Leistungen und dem Wissen der neuen Wissenschaftergeneration ist riesengross. Dabei kann ich das meiste davon mit meinem Intellekt doch gar nicht erfassen.

Aber eines behalte ich mir trotzdem vor, nämlich eine spirituelle Denkweise, die mir die Freiheit gibt, meinerseits etwas über die kartesianische Strenggläubigkeit hinauszusehen.

Unter spirituell verstehe ich eine geistig-emotionale Einstellung, als Gegensatz und gleichzeitige Ergänzung zur rein naturwissenschaftlich erklärbaren Seite, nicht nur bei Krankheit, sondern im ganzheitlichen Lebensprozess. Diese auf die Verhältnisse in der Natur zu übertragen, ist kein leichtes Unterfangen.

Ich habe meine Wahrnehmungen auf eine spirituelle, geistige Ebene in der Natur ausgeweitet und verfeinert, um Zusammenhänge besser verstehen zu lernen. So wie es mir der erwähnte alte Indianer beizubringen versuchte. Er erklärte mir, dass unser Leben in die Abläufe der Natur eingebunden ist. Diese Erkenntnis ist auch ein wesentlicher Bestandteil der fernöstlichen Philosophien, die mir offen gesagt manchmal mehr bedeuten als unsere christliche, weil sie mehr Achtung vor der Natur enthalten. So glaube ich, dass wir die Bibelaussage *"macht euch **die** Erde untertan"* dringendst abändern sollten auf *"macht euch **der** Erde untertan"*, wenn wir das Überleben auf unserem Planeten sichern wollen.

Ich hoffe, dass es in diesem Sinne leicht zu verstehen ist, wenn ich zuerst schildere, wie ich gelernt habe, auch die Natur, eine Landschaft, eine Blume, ein Tier, einen Menschen, eine Wetterlage, nicht nur mit meinen fünf Sinnen – also durch Sehen, Hören, Riechen, Schmecken, Tasten – zu erkennen und zu erfahren, sondern zusätzlich mit dem aus der fernöstlichen Philosophie bekannten *"sechsten Sinn des Denkens"*. Wobei ich die Emotionen, die Seele, als Hauptbestandteil des Denkens betrachte.

Ich habe geschrieben, dass ich zusammen mit meinem Pudeljungen Gerry einen neuen Zugang zu unserer zauberhaften Landschaft gefunden und geöffnet hatte. Jetzt möchte ich schildern, wie er zu verstehen ist. Gerry und ich haben bei unseren täglichen Läufen inmitten unserer wunderschönen Landschaft nicht einfach ein 20'000 km-Training absolviert, sondern wir wurden in gewisser Hinsicht zum Teil dieser Umgebung.

Vielleicht mag es fremd oder zumindest ungewohnt erscheinen, wenn ich auf ein gemeinsames Erleben von Mensch und Tier hinweise. Doch durch mein Bemühen, die Welt auch mit den Sinnen Gerrys aufzunehmen und zu verstehen, habe ich in der Tat viel dazu gelernt. Sein Hörsinn, sein Geruchsinn, und seine bei vielem Geschehen zum Vorschein kommende feine Antenne, sind doch viel höher entwickelt als unsere entsprechenden menschlichen Sinne.

Und wenn man das überdenkt, findet man in der Natur viele weitere Parallelen. Beispielsweise den Orientierungssinn der Zugvögel oder der Bienen, die Reaktionsweisen vieler Blumen auf das Sonnenlicht.

Die Wildtiere, von den Insekten, Schmetterlingen, Heuschrecken, Grillen und Ameisen, hin zu den grösseren Tieren wie Hasen, Füchsen, Eichhörnchen, Wasservögeln, den anderen kleinen und grossen Vögeln, bis zu den Rehen und Hirschen, sind für mich zu einem wichtigen Gradmesser meines eigenen Verstehens geworden. Leben sie doch alle in Symbiose mit der Natur, erfüllen ihnen nicht nur auf die Pflanzenwelt ausgerichteten Zweck. Bienen braucht es für die Bestäubung, Marienkäferchen fressen Blattläuse, die Vögel dezimieren den Insektenfrass. Jedes und alles in dieser unglaublich grossen Vielfalt von Flora und Fauna hat einen bestimmten Sinn. Die Qualität von Luft und Wasser entscheidet ebenso wie die Bodenqualität über Gedeih oder Verderben.

Durch das intensive, achtsame Beobachten der Vorgänge in der Natur mitsamt ihrer Einzelheiten, bin ich vollends zu ihrem Bewunderer und Verehrer geworden. Nehmen Sie doch einmal ein einfaches Brennesselblatt zur Hand, betrachten Sie seine Rippenzeichnung auf der Unterseite. Darob gerät doch jeder Grafiker in ehrfürchtiges Staunen.

Riechen Sie an einem Veilchen oder an einer Lindenblüte, schmecken Sie bewusst die Aromen einer einzelnen Walderdbeere oder einer Heidelbeere, entwickeln Sie dadurch Ihre Sinne zurück auf ihren ursprünglichen Zustand. Atmen Sie nach einem Regen die frische Waldluft tief bis in die Spitzen Ihrer Lungen ein. Lassen Sie Ihre Augen die Schönheit einer Blumenwiese mit blühenden Obstbäumen und dem gleichzeitigen Gelb des Löwenzahns geniessen. Öffnen Sie Ihr Herz weit für die unglaublichen Schönheiten der Natur. Dann befinden Sie sich wie ich auf dem Weg des spirituellen Erlebens.

So möchte ich die von den Simontons behaupteten spirituellen Faktoren auf eine besondere Art zur Diskussion stellen. Atom- und Quantenphysiker wie Fritjof Capra, Jean Emile Charon, Niels Bohr und andere, haben bei ihrer Erforschung des Subatomaren, – jenes Bereiches des Kleinsten, der sogar mit den heute verfügbaren Messgeräten nicht mehr erreicht werden kann, – die bisher nicht erklärbare These aufgestellt, dass dort eine Vereinigung von Materie und Geist nicht mehr ausgeschlossen werden könne.

Von der gleichartigen Annahme könne man auch auf der entgegengesetzten Ebene des Grossen, des Weltalls ausgehen. Hinter all dem muss eine übergeordnete Kraft stehen, die alles, im Kleinsten wie im Grössten, ordnet. Diese Kraft trägt je nach unserer Herkunft die Bezeichnung Gott, Allah, Manitu.

Es ist für einige von uns nachvollziehbar, dass daher viele Wissenschafter, wie zum Beispiel Paläontologen *(Paläontologen befassen sich mit der Lehre von den Lebewesen vergangener Erdperioden),* oder auch Physiker und Atomphysiker, zu Agnostikern und Pantheisten geworden sind. Ihr enormes Grundlagenwissen über die Entstehung des Kosmos und die Evolution, lässt sich mit dem Theismus, der Gottgläubigkeit, der erst in den letzten zwei Jahrtausenden gestifteten Religionen, mitsamt der in der Bibel verankerten vereinfachten Schöpfungsgeschichte, einfach nicht mehr vereinen.

Vielleicht tue ich mich deshalb leichter, an Zusammenhänge zwischen Körper, Geist und Seele mit der Mutter Natur im Sinne von Carl Simonton zu glauben, weil ich überzeugt bin, sie selber bei meiner intensiven neuen Begegnung mit der Natur auf verschiedene Weise als wichtiger Heilfaktor meines Krebsleidens erfahren zu haben.

Beispielsweise in der Art des Atomphysikers Fritjof Capra, als er wie im Kapitel *"Der Tanz der Atome"* zitiert eindrücklich geschildert hat, wie er eines Tages am Meeresstrand Strahlungen aus dem Weltall buchstäblich *"erlebte"*. Seine Erkenntnis wird von einigen seiner Kollegen in die Fiktion verwiesen, obwohl es ihre Sparte der Wissenschaft war, die das Phänomen der Strahlung überhaupt entdeckte und teils zur diagnostischen und therapeutischen Anwendung brachte, beim Röntgen, bei der Wärme, beim Licht, bei den Radiowellen und vielem mehr.

Das Erlebnis Capras deckt sich mit der Sichtweise des alten Indianers, der mich die Schwingungen und Strahlungen erspüren lehrte, die von den Sternen, der Sonne, den Bäumen, den Sträuchern, den Blumen, den Kräutern, vom Himmel und den Gewässern ausgehen.

Er hatte mir gleichzeitig eine andere Erkenntnis vermittelt, dass nämlich die Pflanzen nur dort gedeihen, wo ganz bestimmte symbiotische Voraussetzungen dafür vorhanden sind, beispielsweise gute Lebensgrundlagen für die in der Erde tätigen Kleinstlebewesen. Wer das nicht glauben will versuche einmal, irgendeine Pflanze in von Schmieröl verseuchter Erde zum Leben zu bringen.

Ich bin kein Esoteriker, sondern glaube dem alten Indianer, weil meine mit der neuen Aufmerksamkeit in der Natur gemachten Erfahrungen all seine Aussagen bestätigten. Er hatte mir auch den Tipp gegeben, zu versuchen, mich einmal in die Rolle eines Blattes, einer Blume, eines Baumes, oder auch eines der vielen Tiere hineinzuversetzen und nachzuvollziehen, wie sie empfinden, wie und warum sie auf Sonne, Wind und Regen und andere Umwelteinflüsse reagieren. Auf diese Weise lernte ich nicht nur spirituell zu verstehen, warum viele Blumen sich nach dem Stand der Sonne ausrichten, oder warum sich die Blätter des Rhododendrons bei grosser Kälte zusammenrollen.

Indem ich jahrelang das Geschehen in der Natur beobachtete, über die Jahreszeiten und Wetterlagen hinweg, erlebte ich den Zyklus des Entstehens und Vergehens immer wieder als wahres Wunder. Die Bewegung, die Winde, die Kälte, die Hitze, die Nässe, die Trockenheit, das Licht und der Schatten, der Tag und die Nacht, der Frühling, der Sommer, der Herbst und der Winter, die Wolken, die Sonne, der Mond und der Sternenhimmel, all dies gehört inzwischen zu mir wie der Körper, der Geist und die Seele. Ich habe gelernt, mich mit der Natur zu freuen, und zusammen mit ihr zu leiden.

Die systematisch gesammelten vielen weiteren Erfahrungen eröffneten mir aber den Zugang zu einer höheren spirituell-emotionalen Erkenntnisebene. Wer beginnt, in Symbiose mit der Natur zu leben, vermehrt auf sie zu achten und Rücksicht zu nehmen, gewinnt ein neues Lebensverständnis.

Heute weiss ich, dass mein materiell-spirituelles Naturerleben sich als entscheidend wichtiger Heilfaktor meines Krebsleidens erwiesen hat. Die Natur ist zu meinem integrierten Heiler geworden. Einen Rückfall in meine früheren Verhaltensweisen kann ich mir schon gar nicht mehr vorstellen.

Mein Geist und meine Seele

Woraus bestehen mein Geist und meine Seele? Diese Frage verbindet man unwillkürlich mit derjenigen nach der Existenz Gottes, vor allem wenn man sich das eine ohne das andere nicht vorstellen kann. Sie hat auch mich mein ganzes Leben lang begleitet, in der Form meines persönlichen Entwicklungsprozesses, aber als Agnostiker/Pantheist suche ich noch immer eine schlüssige Antwort.

Der Agnostizismus stellt eine Weltanschauung dar, die insbesonders die prinzipielle Begrenztheit menschlichen Wissens betont. Die Frage "Gibt es einen Gott" wird vom Agnostiker nicht mit *"Ja"* oder *"Nein"*, sondern mit *"Ich weiss nicht"* oder *"Es ist nicht beantwortbar"* beantwortet. Er steht nämlich dem Glauben an konkrete Gottheiten kritisch gegenüber. Er grenzt sich aber von der Weltanschauung der Atheisten ab, wonach es keinen Gott gibt.

Im pantheistischen Gotteskonzept (*Allgottslehre*) nimmt die Alleinheit des Universums die Schöpferrolle ein. Gott und Natur sind demnach gewissermassen identisch, was immer mehr meinem Erleben entspricht. In allem, in jeder unserer Körperzellen, in jeder Pflanzenzelle, in aller Materie, vom Kleinsten bis zu den grössten Sternen, die tausendmal grösser als unsere Sonne sind, in der Unendlichkeit des Alls, ist diese grosse, unbeschreibbare Kraft, als schaltender und waltender Teil vorhanden. Das ist für uns Pantheisten, wenn Sie so wollen, das was Sie unter Gott verstehen.

Im Kapitel "*Herr Professor, sind Sie bei der Operation auch meiner Seele begegnet*". habe ich das Thema Seele bereits gestreift.

In den letzten Jahren haben mich immer mehr Krebspatienten, und fast ebenso viele Angehörige von verstorbenen Krebspatienten auf die Frage, ob es überhaupt einen Gott gebe angesprochen. Ich konnte sie nicht schlüssig beantworten.

Zwar habe ich vom Krebs gelernt, mit belastenden Gefühlen infolge Krankheit, Mitleid und Trauer besser umzugehen. Aber in der Begegnung mit diesen Menschen erlebte ich die Frage immer wieder als Aufschrei, als Anklage und Vorwurf an einen angeblich vorhandenen Gott, wie auch als Beweis, dass es angesichts der erlebten Brutalität des Schicksals gar keinen gütigen Gott geben könne.

Immer und immer wieder wurde ich herausfordernd zu meinem Standpunkt in dieser Frage befragt. Deshalb hielt ich es für geboten, mir selber mehr Klarheit zur Frage der Gottgläubigkeit zu verschaffen.

Schon eine Statistik aus dem Jahre 2005 besagte, dass damals weltweit den schätzungsweise 1200 Millionen Muslimen und 1300 Millionen Katholiken 1100 Millionen Menschen ohne Religion gegenüberstanden, wovon 1000 Millionen Agnostiker und 260 Millionen Atheisten. In den westlichen Industrieländern sind heutzutage viele Menschen nur noch *"Namenschristen"*, die zwar organisatorisch einer Kirche angehören, aber weder an die zentralen Glaubensinhalte des Christentums glauben, noch ihr Leben danach ausrichten. Die Zahl der Kirchenaustritte nimmt ständig zu.

Laut Eurobarometer 2005 glaubten 52% der Bürger der 25 EU-Staaten an einen Gott, 27% glaubten an eine Art von Spiritualität, 18% glaubten weder an einen Gott noch an eine spirituelle Kraft, 3% äusserten sich nicht. Die Gottgläubigkeit ist in einzelnen Ländern sehr unterschiedlich. Sie beträgt in der Türkei und Malta 95%, in den USA 91%, in Österreich 54%, in der Schweiz 48%, in Deutschland 47%. Die Statistik besagt, dass mehr Frauen (58%) als Männer (45%) an Gott glauben.

Die Zahl der Atheisten, also derjenigen, die angeben, weder an Gott noch an eine spirituelle Kraft zu glauben, beträgt in Frankreich 33%, in Deutschland 25%, in der Schweiz 9%, in Österreich 8%.

Besonders hoch ist der Anteil der Atheisten bei den Wissenschaftern. Nur 7% der Mitglieder der amerikanischen Akademie der Wissenschaften glaubten an die Existenz eines personalen Gottes. 1914 waren es noch 42%. Es wird bei ihnen argumentiert, dass der Theismus mit einer wissenschaftlichen Weltsicht grundsätzlich unvereinbar sei, da Wunder wie die Auferstehung Jesu Christi die Naturgesetze ausser Kraft setzen müssten. Die Wissenschaft führe demnach zwangsläufig zur Atheismus, Deismus oder Pantheismus.

Übrigens finden wir schon in früheren Zeiten unterschiedliche Auffassungen. Immanuel Kant vertrat die Meinung, dass moralische Prinzipien auch ohne Rückgriff auf höhere Wesen in der menschlichen Vernunft bzw. Natur zu fin-

den seien. Der Kantianer Schnödelbach vertrat sogar die These, dass der Verzicht auf Gott Solidarität unter den Menschen stiften könne.
Dazu passt die heutige Aussage Gerhard Stremingers *"Prallen Anhänger religiös fundierter Ethiken aneinander, sind Konflikte in vernünftiger Weise kaum zu lösen, da alle sich von ihrem Gott geleitet fühlen, und alle glauben, dass nur die eigenen Gebote gültig sind."* Ein Beispiel erlebten wir im Karikaturenstreit, der zu Spannungen und fundamentalistisch motivierten Gegenreaktionen führte.
Im Gegensatz zu einigen islamischen Staaten sind die meisten christlichen Länder laizistisch organisiert, sie haben die Trennung von Staat und Religion vorgenommen, wobei der Staat den Religionen neutral, nicht aber feindlich gegenüber steht.
Persönliche Moral ist nicht unbedingt von persönlicher Religiosität abhängig. Franzblau findet bei Atheisten sogar grössere Ehrlichkeit, Ross grössere Hilfsbereitschaft gegenüber Armen. Der atheistische Erfolgsautor Richard Dawkins schreibt in seinem Weltbestseller „ *Der Gotteswahn"* dass Moral an den Prozess der biologischen Evolution gekoppelt und das Ergebnis eines gesellschaftlich beeinflussten Entwicklungsprozesses sei. Hieraus lasse sich folgern, dass die menschliche Moral auch dann Bestand habe, wenn Religionen in Verfall gerieten. Anzeichen für die Richtigkeit dieser These lassen sich in der erlebten Hilfsbereitschaft der Menschen bei den grossen Naturkatastrophen des Tsunamis und des Erdbebens in Haiti finden.
Wie Sie sehen, musste ich mir begreiflicherweise all diese Informationen beschaffen, um mich überhaupt selber zur Frage äussern zu können. Wie bereits gesagt, habe ich unter den Krebskranken und ihren Angehörigen viele Gott anklagende oder von ihm enttäuschte Stimmen gehört. Aber ich habe auch viele beeindruckende Menschen erlebt, denen ihr tiefer Gottesglaube geholfen hat, mit Schicksalsschlägen besser fertig zu werden.
Deshalb wiederhole ich die Frage nochmals: *"Woraus bestehen mein Geist und meine Seele?"*, und ich ergänze sie mit *"wie sind sie erkennbar, was tun sie, was und wem nützen sie?"*. Ganz klar bin ich in meiner Feststellung, dass ich wie alles in dieser Welt eine Seele habe. Denn ich weigere mich schlicht und einfach, meinen Körper nur als biologische Maschine zu betrachten, als etwas

rein materielles, das im Krankheitsfall auch nur durch materielle Behandlung gesunden kann und wird.
Gerade dadurch, dass ich mich als Pantheist in der Natur als Teil des kosmischen Geschehens bewusst und intensiver als zuvor zu erleben begann, erspürte ich auch immer mehr die Existenz meiner Seele, meines Geistes. Ich glaube aber, dass die allmähliche Entwicklung meines Geistes zum Teil als eine Art Inkarnation vor sich ging. Im Gegensatz zu meinem biologischen Körper sind mir nicht nur lebenserhaltende materielle Stoffe zugeführt worden, sondern ich habe geistige, spirituelle Inhalte von lebenden wie auch von schon längst verstorbenen Mitmenschen übernehmen und weiterentwickeln dürfen.
Im gleichen Zug möchte ich meine neu erlebte spirituelle Integration mit den nichtmenschlichen Wesen in der Natur, den Pflanzen und den Tieren erwähnen. Gelebte und erlebte Gefühle und Empfindungen lassen sich teilweise sogar mit den Mitteln des Biofeedbacks aufzeichnen.
Wenn ich draussen in der freien Natur ein Landschaftsbild male, ist das nicht bloss ein materieller Vorgang. Ich habe mich zuvor spirituell in diese Landschaft eingelebt und versuche nun, meine Gefühle ins Bild zu übertragen. Und wenn ich das Bild eines grossen Meisters betrachte, kann ich im gleichen Sinne seine damals erlebten Gefühle nachvollziehen.
Wenn ich Musik anhöre oder selber musiziere, übertragen sich sowohl die vom Komponisten als die vom interpretierenden Künstler empfundenen Gefühle auf meine Empfindungen. Wenn es mir wegen einer schönen Stimme, wegen einer bestimmten Melodie, oder wegen dem Klang einer Stradivari *"kalt den Rücken hinunter läuft"*, dann macht sogar mein Körper mit.
Werke grosser Schriftsteller zu lesen, ist zwar ein über die Augen erlebter biologischer Vorgang, eine Hilfe. Der Sinn und Zweck aber ist die geistige Aufnahme des geistig Niedergelegten. Das Mitempfinden findet über den Geist, die Seele statt. Dabei ist Verstehen nicht gleich Verstehen. Man kann etwas beispielsweise zwar sprachlich verstehen, trotzdem mit dem Inhalt, mit dem Geist des Gelesenen nichts anfangen. Verständnis ist dann etwas Spirituelles, nicht nur etwas Intellektuelles. Gefühle wie Sympathie, Empathie, Liebe, Mitleid, Hass, Zorn und dergleichen beeinflussen in einer Grössenordnung das Gesche-

hen in aller Welt, dass es niemandem einfallen dürfte, ihr Vorhandensein und ihre Rolle zu bezweifeln.

Ebenso wenig bezweifle ich die Tatsache, dass unser Geist, unsere Seele sowohl bei der Entstehung als bei der Behandlung, und vor allem bei der Heilung des Krebses eine wesentliche Rolle spielen.

Die Simontons haben aufgrund ihrer jahrzehntelangen Erfahrungen und gezielten Forschungen ihre Methode zur ganzheitlichen Behandlung der von der Schulmedizin schon aufgegebenen Patienten entwickelt und mit grossem Erfolg angewandt. Sie beruht auf dem Miteinbezug der Seele zur Mitarbeit in der Therapie. Bitte lesen Sie ihre Bücher, lassen Sie sich von ihren Erkenntnissen überzeugen. Sie werden vieles über einzelne Schicksale erfahren, das Ihnen helfen wird, Ihre ganz persönliche Einstellung zum Krebs zu finden. Weil ich dies für immens wichtig halte, habe ich versucht, Ihre Gedanken in diesem Kapitel auf Ihre persönliche spirituelle Gedankenwelt zu leiten. Dafür gibt es noch einen speziellen Grund.

Vor einigen Jahren habe ich meinen besten Freund durch den Tod verloren, nachdem er über Monate hinweg im Wissen um die Finalität seines Krebses seine restliche Lebenszeit ganz bewusst auf eine völlig neue Art gestaltet hat.

Wir zwei hatten während zwei Jahrzehnten immer wieder tief schürfend über Gott und die Welt philosophiert, wir weilten dazu im Kloster, wo wir meditierten und zusammen malten. In den Monaten vor seinem Tod hat er mir übers Krankenhaustelefon erzählt, was ihn in dieser Zeit am meisten beschäftigte und bewegte. Es war die grosse Dankbarkeit für sein vielgestaltiges Leben, für seine wunderschöne langjährige Ehe, für das erfolgreiche Bewältigen mehrerer Lebenskrisen, die vielen Begegnungen in der grossen weiten Welt, für unsere enge Freundschaft. Diese Schilderungen liessen mich schlagartig erkennen, dass wir alle synchron und unbewusst eigentlich zwei Leben führen.

Einmal das übliche Alltagsleben, mit seinen Abläufen von Freuden und Sorgen, Pflichterfüllung und den vielen Erlebnissen. Dann aber gleichzeitig ein zweites, auf einer spirituellen Ebene, das bei jedem nach seinem ganz persönlichen und immer auf den jeweiligen Zeitpunkt fixierten Empfinden abläuft. Wir können uns dessen gewahr werden, wenn wir bewusst darüber nachdenken. Es war mein Freund, der mir kurz vor seinem Tode schilderte, dass er jetzt dieses zweite Leben nicht mehr unterbewusst, sondern vordergründig lebe. Er habe endlich erkannt, warum er einen Geist und eine Seele habe, nämlich um dieses zweite Leben mit dem ersten zu verbinden. Ich solle mich in diesem Zusammenhang doch immer wieder an das kleine Gedicht des von uns gemeinsam bewunderten Cellisten und Pantheisten Pablo Casals halten:

In der Musik, im Meer,
in einer Blume, einem Blatt, einer freundlichen Tat,
sehe ich,
was die Menschen Gott nennen.
In all diesen Dingen.
(Pablo Casals)

What's eating you

Es war vor 70 Jahren, am Anfang meiner Studienzeit in England, als ich einmal gedankenverloren aus dem Fenster eines Studienzimmers stierte. Da setzte sich eine liebe Mitstudentin einfach neben mich und fragte *"what's eating you?"*. Ich kannte die Feinheiten der englischen Sprache noch nicht so gut, und fragte zurück, was sie wolle. Daraufhin erklärte sie mir nicht nur den Sinn der Frage, die man sowohl mit *"Was plagt dich, was bedrückt dich, was beschäftigt dich?"* als sogar mit *"Was frisst dich innerlich auf?"* übersetzen kann, sondern sie gab mir zu erkennen, dass sie mich mochte, mir deshalb unbedingt helfen wollte. Ihre feine Antenne hatte sie meinen Kummer erkennen lassen.

Später hatte ich mich immer dann wieder an dieses zarte Erlebnis erinnert, wenn ich erneut einen seelischen Kummer hatte. Auch damals nach der Krebsoperation, als ich zuerst nicht mehr ein noch aus wusste. Heute weiss ich nicht nur, wie wichtig für uns das seelische Mitgefühl in schwierigen Situationen ist, sondern auch der Zusammenhang unseres eigenen inneren Befindens mit den Krankheitsursachen ist mir klar wie nie zuvor. Im Kapitel über das Immunsystem habe ich darauf hingewiesen, dass Stress unmittelbare Auswirkungen auf körperliche Reaktionen hat.

Ich habe meine Gedankengänge darüber gezielt ausgeweitet auf den generellen Einfluss unseres seelisch-spirituellen Empfindens nicht nur auf die Entstehung von Krankheiten, sondern auch auf deren Heilung. Also musste ich eine genügend feine Antenne entwickeln, um sowohl bei mir als auch bei anderen Menschen feststellen zu können, ob und wie sich seelische Regungen körperlich auswirken können, insbesondere bei der Entstehung und bei der Heilung von Krankheiten. – Weil ich noch nichts von der Simontonschen Methode wusste, begann ich ohne Anleitung zuerst mich selber systematisch in Bezug auf meine jeweilige seelisch-geistige Verfassung zu beobachten, dabei Zusammenhänge mit dem körperlichen Befinden zu erkennen. Das war vor allem zu Beginn eine mühsame Sache. Denn ich wusste jeweils nicht, fühlte ich mich zuerst körperlich oder seelisch gut oder schlecht. So wie man die Frage stellt, ob denn das Huhn oder das Ei zuerst war.

Gleichzeitig war es ja auch wichtig, dass die schulmedizinische Therapie fortgesetzt wurde, die bei mir in Form von weiterer Medikamentierung, sowie regelmässigen Kontrolluntersuchungen einschliesslich weiterer Darm- und Magenspiegelungen erfolgte. Es ist gut und immens wichtig, dass wir uns beim Krebs in die Hände ausgewiesener Spezialisten begeben und nicht aus lauter Angst vor den inzwischen bekannten Nebenfolgen Zuflucht zu irgendwelchen Scharlatanen nehmen. Wenn aber der oder die Spezialisten vorerst nichts von einer ganzheitlichen Behandlung von Körper, Geist und Seele halten, dann müssen wir sie eben selber davon zu überzeugen versuchen.

Unsererseits dürfen wir nämlich von Glück sprechen, wenn sich jemand anders ebenfalls für unser Seelenleben interessiert. Vor allem dann, wenn der uns behandelnde Arzt nicht nur ein Spezialist der Schulmedizin ist, sondern jemand, der uns auch als ganzheitlichen Menschen betrachtet. Leider müssen wir davon ausgehen, dass dies immer noch eine seltene Ausnahme sein wird.

Die Ärzte und ich könnten, sollten jetzt aber nicht darüber streiten, ob ich nur dank der schulmedizinischen Therapie oder auch – und vor allem? – dank meinem seelisch-spirituellen Vorgehen die letzten 15 Jahre überleben durfte. Würde ich nur an die erstere glauben, hätte ich dieses Buch sicher nicht geschrieben. Was meine Dankbarkeit und meine Anerkennung der grossartigen medizinischen Leistungen jedoch nicht im Geringsten schmälert!

Bei meinen Asienaufenthalten erlebte ich aber die dortige Naturmedizin als beeindruckendes Phänomen. Den Unterschied möchte ich vorerst in einem Satz erklären: *bei uns im Westen sucht man nach Befunden, in der traditionellen asiatischen Medizin fragt man nach dem Befinden.* Viele Erkrankungen unserer Zeit entstehen aus einem überaus komplizierten Zusammenspiel von Lebensweise, mentaler Einstellung, Ernährung, Stressfaktoren und gesellschaftlichen Ansprüchen. Nur bei einem dieser Faktoren anzusetzen, reicht nicht aus. Mit westlichen Medikamenten erreicht man vielleicht kurzfristig eine Besserung der Symptome – an die Ursachen kommt man oft nicht heran. Die chinesische Medizin versucht hingegen, das energetische Gleichgewicht von Körper, Geist und Seele im Menschen wiederherzustellen und ihn somit mit sich selber, gleichzeitig jedoch auch mit seiner Umwelt wieder in Einklang zu bringen. Sie kann durch diese ganzheitliche Sichtweise Zusammenhänge herstellen, die in der westlichen Sicht undenkbar sind. Sie ist nämlich in der Philosophie und Logik, im Empfindungsvermögen und den Sitten einer Zivilisation verankert, die der unseren gänzlich fremd ist; daher hat sie eine ihr eigene Auffassung von Körper, Gesundheit und Krankheit entwickelt.

Sie werden sich an dieser Stelle vielleicht fragen, ob es sich bei mir noch um einen *"Normalo"* handeln kann, weil ich mich im gleichen Atemzug und gleichwertig zur indianischen, westlichen und fernöstlichen Philosophie und zu ihren Medizinen bekenne. Ich möchte halt nicht nur auf dem Geleise der Symptombehandlung fahren, weil ich erfahren habe, dass die Wahrnehmungsweisen der drei Kulturen zwar drei verschiedene Welten reflektieren, dass aber alle drei heilen können.

Die verschiedenen logischen Strukturen haben der jeweiligen Medizin verschiedene Richtungen gewiesen. Die westliche Medizin ist hauptsächlich mit isolierbaren Krankheitskategorien oder Ursachen beschäftigt, die sie herausgreift und zu ändern, zu kontrollieren oder auszuschalten versucht. Der westliche Arzt fängt mit einem Symptom an und sucht dann nach dem zugrunde liegenden Mechanismus – einer präzisen Ursache für eine spezielle Krankheit. Der chinesische Arzt hingegen richtet seine Aufmerksamkeit auf das gesamte physiologische und psychologische Individuum. Alle relevanten Informationen, einschliesslich der Symptome und generellen Charakteristika des Patienten, werden gesammelt und zusammengewoben, bis das, was die Chinesen ein *"Muster der Disharmonie"* nennen, erkennbar wird. Die analytische Logik des westlichen Arztes sucht durch eine Vielfalt körperlicher Phänomene zu einer einzigen Ursache durchzudringen. Die Logik des chinesischen Arztes ist organismisch, sie sucht Beziehungen zwischen den einzelnen Geschehnissen im Körper und der Seele zu erkennen, sie zu einer Gesamtkonfiguration zu arrangieren, und die verlorene Harmonie wiederherzustellen.

Es ist natürlich problematisch, chinesische Konzepte mit einem westlichen Vokabular erklären zu wollen. Aber ich finde allein die Tatsache der Existenz so verschiedener und unvergleichbarer Paradigmen in der Welt der Medizin als wertvolle Wegweiser zu neuen Denkpfaden.

Spannung - Multitasking - Burnout - Krebs?

Immer mehr Menschen leiden am Burnoutsyndrom, sind infolge Überforderung im Beruf, zuhause in der Familie, oder auch schon in der Studienzeit, wie der Name sagt so *"ausgebrannt"* und erschöpft, dass sie ärztlicher Hilfe bedürfen. Ein Übermass an Spannung kann aus verschiedenen Ursachen entstehen, und hat bei längerem Andauern schädliche Auswirkungen. Weder der Mensch noch andere Wesen sind dazu geschaffen, ihre Kräfte langfristig ungestraft zu überfordern und zu überlasten. Weil viele Aktionen und Reaktionen in unserem Körper unbewusst, unwillkürlich ablaufen, und wir uns deren Auslöser gar nicht erklären können, schenken wir ihnen meistens auch keine gezielte Aufmerksamkeit.

Die meisten unserer Organe werden vom so genannten vegetativen Nervensystem gesteuert, ohne dass wir bewusst etwas dazu tun. Der Sympathikus ist dessen aktivierender Teil, der die lebenswichtigen Aktivitäten steuert, und vor allem die Leistungssteigerungen des Organismus bewirkt. Er versetzt den Körper in hohe Leistungsbereitschaft, bereitet ihn auf Angriff oder Flucht oder aussergewöhnliche Anstrengungen vor. Er steigert Herztätigkeit, Blutdruck, Durchblutung und die Spannung der Muskulatur, den Stoffwechsel, die Glykose. Diese Regulation erfolgt weitgehend ohne bewusste Wahrnehmung und kann kaum willentlich beeinflusst werden. – Sein Gegenspieler ist der Parasympathikus, der auch als Ruhesystem bezeichnet wird, weil er der Regeneration, dem Stoffwechsel und dem Aufbau körpereigener Reserven dient, sowie für Ruhe, Erholung und Schonung sorgt.

Durch ihre entgegengesetzte (antagonistische) Wirkung ermöglichen die beiden Anteile des Nervensystems eine feine Steuerung der Organe. Wie wir bei den Erklärungen zum Stress erkannt haben, üben seelisch-geistige Regungen einen grossen Einfluss auf die Steuerung des körperlichen Geschehens durch den Sympathikus aus. Sie sind auch die Ursache von zu lange währenden Spannungen, die dann wegen den heutigen Lebensumständen vom Parasympathikus häufig nicht mehr genügend abgebaut werden können. Stattdessen greift der moderne Mensch halt zur Chemie, zu Beruhigungsmitteln, Schmerzmitteln, Schlafmitteln, aber auch zu Aufputschmitteln, Nikotin, Alkohol und Drogen.

In dieser unnatürlichen Lebensführung liegen bestimmt auch Ursachen von schweren Erkrankungen, mit denen unser Organismus dann nicht mehr fertig wird. Spannungen vermögen wir in dieser technisierten Zeit nicht mehr voll im Griff zu behalten. Daraus entsteht das Burnout, auf Deutsch das *Ausgebranntsein*. Dieses kann sich sowohl auf den körperlichen als auch auf den seelischen Bereich beziehen, betrifft immer mehr auch beide gleichzeitig. Symptomatisch sind immer mehr jene Fälle, die in irgendeinem Zusammenhang mit der modernen Kommunikationstechnologie stehen. Der Mensch hat dank seiner Intelligenz dem Computer vielfältige Arbeitstechniken beigebracht, die er selber nicht zu bewältigen vermag, weder von der immer grösseren Bandbreite gleichzeitig auszuführender Arbeitsverrichtungen, noch von der Geschwindigkeitsstufe her. Die neuen Computer-System-Programme erlauben den gleichzeitigen und miteinander verbundenen Einsatz teils sehr unterschiedlicher Anwendungsprogramme. Für die Beschreibung dieses gleichzeitigen Ablaufs mehrerer Aufgaben (tasks) dient der englische Ausdruck *"Multitasking"*. Die heutigen Hochleistungscomputer bewältigen spielend den synchronen Einsatz von Schreib-, Rechen-, Graphik und Akustikprogrammen. Deshalb erwarten immer mehr Arbeitgeber von immer mehr Arbeitnehmern, dass sie willens und in der Lage sind, sich nicht nur die neuen Technologiemöglichkeiten zunutze zu machen, sondern auch ganz allgemein vielfältigere und anspruchsvollere Arbeitstechniken zu bewältigen. Und das rund um die Uhr. Geschäftliche Mails werden global zu jeder Tageszeit geschrieben, empfangen und beantwortet. Für immer mehr Arbeitende verwischt sich dadurch die Arbeitszeit mit der Freizeit. Wer den Rhythmus nicht mithält, Mails nicht postwendend beantwortet, gilt als randständig. Abwesenheitsmeldungen gibt es nur noch im Auslaufmodell.
Die globalisierte Kommunikations- mitsamt Internet und Handy-Philosophie haben den Menschen zum modernen Arbeitssklaven degradiert. Es wird nicht lange dauern, bis der Begriff Multitasking schon Teil des Lernprogramms in den Volksschulen sein wird. Weil die Effizienz der Elektronik die menschliche Leistungsfähigkeit bei weitem übertrifft, kann sie bei falschem Einsatz und zu hohen Ansprüchen seine geistige und körperliche Gesundheit nicht nur schädigen, sondern ruinieren. Der Stress erstreckt sich nämlich bis ins Zellgeschehen

hinein, und kann sehr wohl zur Ursache von Krebserkrankungen werden. Darum gilt es, rechtzeitig zu geeigneten Gegenmitteln zu greifen.

Um Über-Spannung abzubauen, stehen uns bessere Mittel und Methoden zur Verfügung als die Chemie und Drogen. Das sind unter anderem verschiedene Entspannungsverfahren, Methoden und Techniken zur Verringerung körperlicher und geistiger Anspannung oder Erregung. Körperliche Entspannung und das Erleben von Gelassenheit, Zufriedenheit und Wohlbefinden sind eng miteinander verbunden. Ziel der Entspannung ist auf der körperlichen Ebene die Reaktion, die sich in einer Aktivierung des Parasympathikus und einer Schwächung des Sympathikus äussert. Der Muskeltonus wird verringert, die Reflextätigkeit vermindert, die peripheren Gefässe erweitert, die Herzfrequenz verlangsamt, der arterielle Blutdruck gesenkt, der Sauerstoffverbrauch reduziert, die Hautleitfähigkeit verringert und zentralnervös die hirnelektrischen und neurovaskulären (Zusammenhang von Nervenzellen mit Blutgefässen) Aktivitäten verändert. – Auf der psychologischen, geistig-seelischen Ebene wird in der Entspannungsreaktion Gelassenheit, Zufriedenheit und Wohlbefinden erlebt. Die Konzentrationsfähigkeit und Differenzierungsfähigkeit der körperlichen Wahrnehmung wird verbessert. Die Entspannungsreaktion steht im Gegensatz zur Stressreaktion. Bei beiden bestehen Wechselwirkungen zwischen psychischen Vorgängen und körperlichen Funktionen. Persönlich habe ich verschiedene Wege zur Entspannung eingeschlagen, von der progressiven Muskelentspannung bis zur buddhistischen Meditation. Meditation, als Rückkehr von der Gedankenvielfalt zur jeweiligen Konzentration auf nur einen gedanklichen Gegenstand, ist ein taugliches Gegenmittel gegen die Folgen des Multitaskings. Meditieren ist ein Prozess, den man nicht in einem Kurzseminar erlernen kann. Danebst hilft bereits die Einsicht, dass es schädlich ist, bei allen modernen Trends mitzumachen. Denn wenn für den Erwerb von Wohlstand, Prestige und Macht die körperliche und geistige Gesundheit geopfert werden müssen, ist der Preis zu hoch. Die Frage ist nur, ob uns die jeweiligen Verhältnisse auf dem Arbeitsmarkt die persönliche Entscheidungsfreiheit noch erlauben werden. Trotzdem sollte man sich für die Alternative Leben entscheiden.

Zuhören, respektieren, vertrauen

Ein Krebskranker der glaubt oder weiss, dass er bald stirbt, ist ein ganz besonderer Gesprächspartner. Eine Besonderheit besteht in den vielen Nuancen des Menschseins, das in dieser Situation beidseits zum Tragen kommt und erkannt sein will. Ernsthaftigkeit und Ehrlichkeit sind gefordert, Oberflächlichkeit würde alles Vertrauen zerstören.
Der Krebskranke wendet bei seinem Gesprächspartner einen strikteren Massstab als üblich an. So hat er eine Aversion gegen jede Art von Floskeln wie etwa *"das wird sicher schon wieder gut"*. Denn er spürt instinktiv wie ernsthaft sein Gesprächspartner nachdenkt und auf ihn eingeht. Kranke erleben immer wieder, dass gesunde Gesprächspartner, anstatt zuzuhören, des Langen und Breiten von sich selbst und ihren Belanglosigkeiten zu erzählen beginnen. Manchmal bewusst, weil ihnen die Situation peinlich ist. Manchmal aber auch, und das empfindet der Kranke als viel schlimmer, weil sich der andere keinen Deut für das Schicksal des Krebskranken, sondern einzig und allein für den Alltagsklatsch interessiert. Damit gibt er brutal zu erkennen, wie gleichgültig ihm das Schicksal seines Gegenübers ist.
Mein Freund war mir wenige Tage vor seinem Tode so dankbar, als ich ihn am Telefon fragte *"über was möchtest du am liebsten sprechen?"*. So konnte er das aufgreifen, was ihm wichtig war. Er gab mir für einen Moment zwar einen Einblick in sein verzweifeltes Inneres, aber handkehrum begann er sogar, mich zu trösten. Damit offenbarte mir dieser bereits vergeistigte, wunderbare Mensch und Freund, die unglaubliche Sensibilität des Sterbenden.
Wie konnte ich diese respektieren, wie konnte ich in dieser schwierigsten Situation sein Vertrauen erhalten? Wäre ich ihm gegenüber gesessen, hätte ich ihm wohl offen und ehrlich in die Augen sehen können, oder wäre mein Kummer mit mir durchgebrannt?
Ich erfuhr von ihm, dass er von uns allen, von seiner Familie, von den Ärzten, vom Pfarrer und von mir als sein engster Freund, absolute Offenheit und Wahrhaftigkeit erwartete. Man dürfe ihn nicht anlügen, auch die Ärzte nicht. Obwohl wir in den Jahrzehnten vor dem Ernstfall diesen in zahlreichen philosophischen Gesprächen geprobt hatten, fiel es mir jetzt bedeutend schwerer als

ihm, offen über den Tod und das vermutete Danach zu sprechen. Ich musste leer schlucken, als er mit einem sogar übers Telefon spürbaren Lächeln erklärte, er fühle sich jetzt bereits näher bei Gott als der Pfarrer.

Ein weiteres Erlebnis hatte ich mit meinem ebenfalls zum Freund gewordenen langjährigen Hausarzt, mit dem ich in den letzten Wochen seines Lebens nur noch schriftlich verkehren konnte. Zu diesem Zeitpunkt hätte er Besuche als zu belastend empfunden. Die Zeitspanne zwischen der Diagnosestellung und seinem bevorstehenden Sterben war viel zu kurz gewesen, als dass er sich darauf einstellen und noch überlegt hätte handeln können.

Meine letzten Kontakte zu ihm bestanden in der Form der Zustellung von philosophischen Essays, die ich beim Nachdenken über sein Schicksal verfasst hatte, wobei ich jedes zum Gedenken mit einem Bild aus unserer Landschaft versah, die wir beide so liebten und in der wir uns immer wieder begegnet waren. Er schrieb mir darauf offen über den schwierigen Verlauf seines Leidens. Seine Zeilen bewahre ich sorgfältig auf, weil ich glaube, dass sie mir einmal helfen werden, meinen letzten Weg besser zu bewältigen.

In einem anderen Fall musste ich machtlos mit ansehen, wie schändlich eine Erbschleicherin mit Hilfe eines fiesen Winkeladvokaten und eines korrupten Notars das Vertrauen einer Sterbenden missbraucht hatte.

Diese unterschiedlichen Erlebnisse erinnern mich an meine eigene seelische Verfassung in der Zeit, als ich kurz nach der Operation glaubte, ebenfalls den Tod vor Augen zu haben. Damals bin ich auf eine Art vorverstorben. Und das ist im Nachhinein etwas Schreckliches gewesen. Vor allem die Erinnerung, wie ich für meine Angehörigen gelitten habe, weil ich damals zwangsweise vieles nicht mehr so geordnet hätte hinterlassen können, wie ich es mir gewünscht hätte. Deshalb glaube ich heute, dass man nicht für sich allein stirbt, sondern sich in den letzten Momenten auch um die Verbleibenden Sorgen macht. Das ist auch ein Grund dafür gewesen, dass ich im Nachhinein alles Notwendige noch geregelt habe.

Ein Todkranker hat übrigens ein feines Gespür für die Echtheit der ihm gezeigten Gefühle von Anteilnahme, Mitleiden, Zuneigung, Verständnis, Liebe und Vertrauen. Es muss für ihn ein schreckliches Erleben sein, wenn jemand noch aus dieser Situation versucht, einen eigenen Nutzen zu ziehen, gleichgültig ob es sich dabei um Anverwandte, Geschäftspartner oder sogar um den Pfarrer handelt. Ja, auch das gibt es. Erbaktivitäten beginnen manchmal schon bei Besuchen vor dem Tode.

Was wir uns aus dem Inhalt dieses Kapitels merken sollten, ist vor allem der Umstand, dass es sich bei jeder Erkrankung, bei jeder Person, bei jedem Sterbeerlebnis um etwas Einmaliges, nicht Vergleichbares handelt. Dass es sich um ein geistig-spirituelles Erlebnis handelt, bei dem beide Seiten ihre Karten und ihr Format zum Schluss offen zeigen müssen.

Krankheit verändert die Bewusstseinslage

Nach einer Krebsoperation, der Nachbehandlung und der darauffolgenden Erlebenszeit ist man nicht mehr derselbe Mensch, der man vorher gewesen ist. Weder körperlich, noch mental. Man empfindet deshalb auch sein bisheriges Umfeld in veränderter Form.

Lebensumstände, die man zuvor für sehr wichtig gehalten hat, verlieren plötzlich ihre Bedeutung, und früher unwichtige treten dafür in den Vordergrund. Das bezieht sich nicht nur auf materielle Aspekte, sondern auch auf unsere zwischenmenschlichen Beziehungen, auf unsere Gewohnheiten und Betätigungen.

Wer einmal glaubte, den Tod vor Augen gehabt zu haben, und jetzt das Weiterleben als Geschenk empfindet, ist jetzt ein anderer, neuer Mensch, mit teils völlig neuen Lebenserwartungen und einem neuen Weltbild. Er hat wie nie zuvor den Ernst und den wahren Wert des Lebens begriffen.

Bisherige nur oberflächliche Beziehungen gehen deswegen in die Brüche, weil sie nicht mehr dem neuen Weltbild entsprechen. Dafür werden neuen Freundschaften auf viel tieferer Grundlage angestrebt.

Die neue Welt ist eine andere, das neue Leben muss zuerst wieder neu erfahren werden. Mitmenschen betrachtet man wie sich selbst mit neuen Augen, aus neuen Gesichtspunkten und Perspektiven. Alte Gewohnheiten empfindet man plötzlich für unwert. Neue treten an ihre Stelle.

Das tritt nicht nur wegen körperlich veränderten Umständen ein, wie beispielsweise bei Brustkrebs, Prostata- oder Darmkrebs. Denn auch unsere Spiritualität hat sich verändert. Mein Ritual des täglichen Danke-Sagens für den Tag und das Geschenk des „Miteinanderlebendürfens" ist ein symptomatisches Beispiel für diese Entwicklung.

Ich glaube, dass viele von uns durch den Krebs auch demütiger geworden sind. Weil es uns bewusst geworden ist, das vieles sich zu einer Schicksalsfrage entwickelt hat. Wir verbringen viel mehr Zeit mit bewusstem Nachdenken über die Frage unseres Seins.

Menschen, die zuvor zu den ausgeprägten Haben-Menschen gehörten, die ihr ganzes Leben und ihre ganze Zeit auf materielle Ziele, Macht- und Prestigeerwerb ausgerichtet hatten, beginnen in der akuten Phase des Krebserlebens plötzlich, ihre bisherigen Inhalte zu hinterfragen. Denn sie realisieren, dass man gewisse immaterielle Dinge im Leben nicht kaufen kann. So die Gesundheit, die man soeben als Schreckenserlebnis verloren hat, oder den Seelenfrieden.

Sie erkennen, dass diese auch für sie wichtiger geworden sind als materielle Dinge. Und sie weiten diese Erkenntnis auf alle ihre bisherigen Lebensbelange aus.

Sie beginnen sich neu zu informieren und zu organisieren. Sie lesen Bücher wie das *„Haben oder Sein"* von Erich Fromm und die Bibel. Sie beginnen sich für Lehren wie den Buddhismus und Taoismus zu interessieren, verlieren das Interesse für Börsenberichte. Das Leben hat einen neuen Sinn bekommen. Und in dieser Phase erstellen oder überarbeiten viele ihre Patientenverfügung.

„Mensch, erkenne dich selbst"! Haben vielleicht auch Sie sich erkannt?

Gesundheitstagebuch und Rituale

Vielleicht halten Sie wenig von konkreten Ratschlägen. Ich raffe mich trotzdem zu einem auf, weil er auf einem wichtigen Rezept für ein glücklicheres, gesünderes und zufriedeneres Leben beruht, dass ich mir mit der Zeit selber zusammengeschustert habe. Es setzt sich zusammen aus systematischer Selbstbeobachtung, rechtzeitiger Reaktion auf Umstände und Feststellungen verschiedenster Art, gezieltem Grundverhalten, gepaart mit der Durchführung von Ritualen und täglicher Danksagung.

In meiner vielseitigen, jahrzehntelangen beruflichen Tätigkeit, hat die betriebswirtschaftliche Beratung einen wichtigen Platz eingenommen. Am Anfang jeder Beratung steht immer die sorgfältige Erfassung eines so genannten Ist-Zustandes, gefolgt von einer ebenso sorgfältigen Analyse der gemachten Feststellungen, die die Ursache von Misserfolg oder Erfolg bei einem Unternehmen ausmachen.

Erst danach kann man Verbesserungsvorschläge ausarbeiten. Aus einer jahrzehntelangen Beratertätigkeit entsteht dabei ein riesiger Fundus an Erfahrungen und Erkenntnissen, der die Grundlage für eine erfolgreiche Beratung darstellt. Unter Erfolg verstehe ich übrigens nicht die Höhe des dabei erzielten Honorars, sondern die beim Kunden erzielten Verbesserungen.

Was liegt näher, als diese berufliche Erfahrung mitsamt Prinzip auch auf dem noch wichtigeren Bereich der Gesundheitsvorsorge und -pflege gleichermassen einzusetzen. So habe ich mir nach den gleichen Grundsätzen ein System ausgearbeitet.

Der erste Schritt besteht dabei wiederum in der Ist-Zustandserhebung, in der objektiven und sorgfältigen Beobachtung aller Faktoren, die unseren Gesundheitszustand betreffen und ihn beeinflussen. Bei unserer Gesundheit handelt es sich aber um etwas viel Sensibleres als bei wirtschaftlichen Vorgängen. Ihre Faktoren verändern sich je nach den Umständen in Minutenschnelle, oder auch im Rahmen von Tagen, Wochen und Monaten.

So fühle ich mich frühmorgens beim Aufstehen nach einer guten Nacht und einem vorangegangenen vernünftigen Abendessen pudelwohl, nach einer durch einen überfüllten Magen verursachten schlechten Nacht jedoch hundsmiserabel. Somit ist doch die weitergehende Beobachtung und Analyse von Essgewohnheiten und Verhaltensweisen der nächste Schritt zu Erhebung des gesundheitlichen Ist-Zustandes.

Kaum jemand von uns lebt wirklich bewusst. Der übliche Tagesablauf besteht aus mehr oder weniger nicht bewussten Gewohnheiten und Mechanismen, vielfach aber auch aus Zwängen.

Wann, und warum hat "man" beispielsweise wie lange und wie gut geschlafen? Wissen Sie genau, wie viele Stunden Schlaf Sie brauchen, um sich am Morgen ausgeruht und wohl zu fühlen? Und wenn Sie es wissen, halten Sie sich strikte daran?

Geht es dabei um ein seit langem bestehendes Gewohnheitsverhalten, und auf welches Fehlverhalten sind negative Erfahrungen zurückzuführen? Leistet man trotz chronisch übersäuertem Magen immer wieder Einladungen zu pompösen Abendessen mit viel Alkoholkonsum Folge, obwohl man weiss, dass darauf eine miserable Nacht folgt?

Warum isst man bestimmte Nahrungsmittel, obwohl man weiss, dass sie eine Blähung verursachen? Isst man im Restaurant deshalb zu viel, weil die Portionen zu gross sind? Warum trinken wir immer wieder starken Kaffee, obwohl er unserem Magen nicht gut tut? Warum nimmt man dann, wenn dieses fürchterliche saure Aufstossen entsteht, einfach eine Tablette?

Dieser Fragenkatalog lässt sich gemäss den erkennbaren eigenen negativen Erfahrungen ausweiten.

Haben Sie sich, liebe Leserin, lieber Leser, wenigstens teilweise erkannt? Haben Sie wie ich allzu lange nichts oder zu wenig getan, um notwendige Veränderungen einzuleiten? Dann lesen Sie jetzt bitte weiter und hören mir zu.

Diese Kostbarkeit namens Gesundheit, die sich auf die Dreier-Ebene von Körper, Geist und Seele bezieht, und die ich im Kapitel über das Immunsystem und den Stress bereits aufgegriffen habe, bedarf unsere aufmerksamen Beobachtung und Zusammenarbeit.

Für mich war es nach dieser Erkenntnis ein logischer Schritt, das Problem wie in der Betriebswirtschaft mittels eines Fragebogens zur Erhebung des Istzustandes anzugehen. Also gestaltete ich ein entsprechend gestaltetes Erhebungsblatt, um den jeweiligen Ist-Zustand zu erfassen.

Datum: **Wochentag:**   **Wetter:**

Befindens-Skala schlecht   **gut**

Körperlich

	Schlecht	normal	gut
Morgens	………………………………………………………………………..
Mittags	………………………………………………………………………..
Abends	………………………………………………………………………..

Symptome: ………………………………………………………………………..
Grund: ………………………………………………………………………..
Therapie: ………………………………………………………………………..

geistig

	Schlecht	normal	gut
Morgens	………………………………………………………………………..
Mittags	………………………………………………………………………..
Abends	………………………………………………………………………..

Symptome: ………………………………………………………………………..
Grund: ………………………………………………………………………..
Therapie: ………………………………………………………………………..

seelisch

	Schlecht	normal	gut
Morgens	………………………………………………………………………..
Mittags	………………………………………………………………………..
Abends	………………………………………………………………………..

Symptome: ………………………………………………………………………..
Grund: ………………………………………………………………………..
Therapie: ………………………………………………………………………..

Zu den drei Tageszeiten kreuzt man auf jeder Skala den Status des jeweiligen Befindens an. Nach gründlichem Nachdenken über die entsprechenden Gründe vermerkt man stichwortmässig das oder die empfundenen Symptom/e, sowie die ergriffenen Behandlungsmassnahmen.

Dadurch wird man sich der tatsächlichen Befindungsschwankungen klar, der wir je nach Veranlagung, Temperament, aber vor allem auch wegen gesundheitlichen Faktoren im Krankheitsfall, tagtäglich unterliegen. Sogar das Wetter übt einen grossen Einfluss auf uns aus, vor allem wenn wir bewegungsarm und bequem sind.

Sie werden wie ich staunen, welchen Einfluss unser Gemütszustand auf die anderen Bereiche hat. Die Seele dominiert nämlich sowohl den Intellekt als auch den Körper. Denken Sie an die Ausführungen zum Immunsystem und zum Stress. Die offene Beantwortung der Fragen auf dem Erhebungsblatt macht einiges klar.

Sie werden wie ich feststellen, dass in jedem Leben vieles nicht nur in der Form von guten oder schlechten Gewohnheiten, sondern auch von eigentlichen Ritualen abläuft. Einige davon könnte und sollte man ändern, abschaffen, andere verstärken, vertiefen.

So gibt es Menschen, die es sich schon gar nicht mehr vorstellen können, ohne Schlaf- oder Beruhigungsmittel einzuschlafen. Ihnen möchte ich empfehlen, es mit autogenem Training, mit Meditation und anderen ähnlichen Methoden neu zu versuchen. Allenfalls ist eine entsprechende Beratung beim Arzt oder Psychologen angezeigt. Wiederum andere greifen immer zum Alkohol. Auch hier ist eine Änderung dringend angezeigt. Denn damit erreicht man genau das Gegenteil zur geistigen Innensicht und Klarheit, die ich in diesem Kapitel befürworte.

Kopieren Sie die Erfassungsseite, und füllen Sie sie immer dann aus, wenn Sie sich in einer Notlage befinden. Nach dem wertvollen Motto *„Erkenne dich selbst"*.

Was habe ich vom Krebs gelernt?

Ich selber habe vor allem gelernt, mein Leben erstens immer wieder neu zu beobachten, aus den vielen Erfahrungen nicht nur zu lernen, sondern mein Leben immer wieder anzupassen.

Obwohl die grosse Angst vor dem Krebs weitverbreitet ist, leben die meisten von uns in der Zeit vor einer Krebsdiagnose trotzdem unbekümmert in den Tag hinein, lassen sich nicht einmal näher über die Zusammenhänge einer Krebserkrankung informieren. Mit einer Krebsdiagnose konfrontiert, ist man dann wie vom Blitz getroffen, handlungsunfähig und völlig hilflos.

Man weiss, dass leider die Zahl der Krebserkrankungen nicht ab-, sondern zunimmt, und diejenige der Todesfälle bei einigen Krebsarten – abhängig vor allem vom Zeitpunkt der Krebserkennung – trotz der intensiv betriebenen Forschung und guten Fortschritten in der Behandlung immer noch sehr hoch ist. Die Frage, wer den Krebs überlebt und wer nicht, lässt sich nicht nach einem festen Schema beantworten, dafür sind die Faktoren zu individuell und zu unterschiedlich. Es ist und bleibt immer noch eine bange persönliche Schicksalsfrage.

Aber fest steht, dass bei jedem vom Krebs Betroffenen ein vielfältiger Entwicklungsprozess einsetzt, der seine weitere persönliche und familiäre Lebensgeschichte prägen wird. Der Mensch ist einerseits ein Naturwesen, gleichzeitig ist er aber auch das Produkt eines seelisch-geistigen zivilisatorischen Prozesses, bei dem auch Krankheitserlebnisse eine wesentliche Rolle spielen.

Die innere Bereitschaft und der Willensgrad des Betroffenen, sich aktiv geistigseelisch mit dem Wesen seiner Krankheit bekannt zu machen und zu beschäftigen, kann beeinflussen, ob es in die Richtung des Überlebens oder des Sterbens geht. Durch Schicksalsschläge kann man auch erlernen, persönliche Glücksvorstellungen neuen Situationen anzupassen und zu differenzieren.

Mein Anliegen ist es, das diesbezügliche Erkennen zu fördern. Nehmen Sie nicht einfach meine Geschichte zur Kenntnis, sondern vergleichen Sie sie immer mit Ihrer eigenen, fügen Sie bisher Unbekanntes Ihrem Kenntnisstand hinzu, und lernen Sie vor allem sich selber auf Grund neuer Gedankenanstösse besser kennen.

Unbekanntes macht Angst. Je besser Sie sich selber im Krankheitsfall kennen, desto weniger ängstlich werden Sie sein. Arbeiten Sie nicht gegen, sondern mit Ihren eigenen Schicksalsfügungen. Diese Vorbemerkungen treffen im Krankheitsfall und zur Gesundheitserhaltung sowohl auf Sie selber, als auch auf Ihre Angehörigen und Freunde zu.

Ein gütiges Schicksal hat mich persönlich jetzt schon mehr als 15 Jahre seit der Operation vor dem Krebstod bewahrt. Den folgenden Rückblick möchte ich trotzdem nicht nur auf die seit meiner Operation vergangenen 15 Jahre beschränken, sondern mein ganzes vorangegangenes Leben mit einbeziehen. Die Zeit vor, während und nach der Krankheit bildet zusammen ein Ganzes. Daraus ergeben sich derart wertvolle Erkenntnisse, dass ich sie den Leserinnen und Lesern weitergeben möchte.

Ich erfuhr nämlich, dass sowohl die Ursache einer Krankheit, als auch deren Verlauf und Heilung immer einen Zusammenhang mit den Verhältnissen in allen Lebensphasen aufweisen. Weil führende Krebsforscher darauf hinweisen, dass schon in frühester Jugend Ursachen für eine spätere Erkrankung entstehen können, machte ich mich an die Erforschung meiner Jugendzeit.

Ich wurde in eine Auslandschweizerfamilie hinein geboren, meine Mutter war Ausländerin, meine Elternfamilie kehrte wegen der grossen Weltwirtschaftskrise und dem Zweiten Weltkrieg total verarmt in die Schweiz zurück, wo wir alles andere als willkommen waren. Deshalb wurde ich zum Werkstudenten, der jeden Cent für das Studium und für den Lebensunterhalt zuerst selber erarbeiten musste. Da konnte man nicht gross Rücksicht auf gesundheitliche Belange wie genügend Schlaf und gesundes Essen nehmen. Im Rückblick erkenne ich heute, wie stark mich das geprägt hatte.

Kurz nach Kriegsende suchte ich mein Heil ebenfalls in der *"Fremde"*, in Europa und in Übersee. Das wiederum prägte mich zum Kosmopoliten, mein Bekannten- und Freundeskreis setzte sich zusammen aus einem Sammelsurium von sehr interessanten Menschen aller Hautfarben, Ethnien und auch Geistesrichtungen. Er umfasste Lehrer und Professoren aus der Hochintelligenz, darunter Bertrand Russel, aber auch einfache Fabrikarbeiter und so genannt unverbildete Eingeborene in Entwicklungsländern. Somit kam ich oft gleichzeitig mit der Geisteswissenschaft und mit dem krassesten Aberglauben in Kontakt, machte viele interessante und beeindruckende Erfahrungen, was mir auch viel gedankliche Flexibilität abverlangte.

Meine Erkenntnisse stammen aus den unterschiedlichsten Quellen. Das stetige Dazulernen ist bis heute einer meiner wesentlichen Lebensinhalte geblieben.

Ein Verwandter, der damals schweizerischer Botschafter in Indien war, machte mich beispielsweise mit dem Gedankengut des grossartigen Mahatma Gandhi vertraut. Wussten Sie, dass *"Mahatma"* ein Ehrentitel ist und *"Grosse Seele"* heisst? Von dieser grossen Seele von Mensch übernahm ich unter anderen die folgende Sichtweise meiner selbst: *"Alles was ich Unwichtiger tue ist unwichtig, aber es ist wichtig, dass ich es tue"*. Wenn Sie diese Erkenntnis ungewöhnlich finden, versuchen Sie einfach, meine folgenden Gedankengänge nachzuvollziehen.

Wir alle empfinden uns zu Recht als wichtige Individuen, und möchten als solche akzeptiert werden. In Tat und Wahrheit leben wir aber unter dem Zwang eines gesellschaftlichen Denk- und Verhaltenskorsetts, als Teilchen der uns umgebenden Gesellschaft und Zeit. Sie schreibt uns vor, nach welchen Regeln, Sitten und Gebräuchen, nach welchen gesetzlichen Vorschriften wir zu leben und zu handeln, und sogar zu denken haben. Es sind nicht nur die Zehn Gebote, sondern auch Zehntausende von Gesetzen und Verordnungen, an die wir uns zu halten haben. In der Regel merken wir nicht einmal mehr, dass wir uns vielen gesellschaftlichen Zwängen als Folge unserer Erziehung mehr oder wenig freiwillig unterordnen. Also sind wir als Individuum tatsächlich gar nicht so wichtig, was wir tun ist ebenfalls unwichtig. Aber dass und wie wir es tun, das ist wichtig.

Wir sind auch Teil einer Leistungs- und Fortschrittgesellschaft. Die grossartigen wissenschaftlichen Entwicklungen, die darauf basierenden realen Fortschritte auf allen Ebenen der Technologien, der Wirtschaft, sowie des gesellschaftlichen Zusammenlebens, sind nicht nur den Leistungen einzelner herausragender wissenschaftlicher Köpfe zu verdanken, kongruent dazu bedurfte es auch einer entsprechenden Leistung der dazugehörenden Teams.

Mit den geistigen Höhenflügen innerhalb vieler Wissenschaftszweige kommt heutzutage der Nichtwissenschafter oft gar nicht mehr mit, aber er ist trotzdem entweder Nutzniesser echter Fortschritte, oder nicht selten auch ein durch Rückschritte Geschädigter. Diesbezügliche Beispiele finden wir in der Medizin, Pharmakologie, Atomwirtschaft, Energiewirtschaft, im globalisierten Verkehr.

Diese Ausführungen haben sehr wohl mit dem Thema Krebs zu tun. Die Zunahme der Krebserkrankungen ist auch darauf zurückzuführen, dass viele von uns mit dem Tempo und der Belastung der Zeit, mit dem riesigen Wandel, der in den Jahren seit dem Zweiten Weltkrieg in allen Bereichen und weltweit stattgefunden hat, gesundheitlich nicht mehr mithalten können.

Nehmen wir als erstes Beispiel den Bereich der Medien. Früher verfügten wir nur über die gedruckten Medien, über die Telefonie, das Radio und den Funk. Inzwischen wurden wir von der neuen Informationstechnologie regelrecht überflutet. Satellitentechnologie, globales Fernsehen, Mobiltelefonie, Internettechnologie, Computertechnologie und die Handy-Philosophie überreizen und überfordern immer stärker unsere Sinne, beanspruchen unsere Zeit, Energien und Ressourcen. Die Frage stellt sich, ob das alles zum Guten war und ist.

Die Medien verbreiten in Sekundenschnelle zur Hauptsache schlechte Nachrichten von Krieg, Tod, Gewalt, Zerstörung, Hunger, Arbeitslosigkeit, Abzockerei, Seuchenerwartungen, Naturkatastrophen. Viele der letzteren sind auf den Klimawandel und die Umweltzerstörung zurückzuführen, die wir selbst verschulden. Die Geldgier und Machtgier einzelner ist selbst stärker als das Wissen, das uns vor dem Untergang bewahren könnte.

Mich hat der Schocker Krebs gelehrt, über die Belange des Lebens, von der Wiege bis zur Bahre, endlich vertieft nachzudenken, und zu versuchen, die gewonnenen Erkenntnisse zu analysieren. Es begann damals bei der Diagnoseeröffnung, und setzte sich nach der Operation fort, als ich Häuflein Elend mich fragte, ob und wie es weitergehen solle.

Ich erkannte, dass ich zwar ein Individuum, aber gleichzeitig ein eingebundenes Glied meiner Umgebung, meiner Gesellschaftsstufe bin. Meine persönliche Vorgeschichte, die Jugendarmut, das Fremdsein in der so genannten Heimat, mein Werdegang zum Kosmopoliten, mein Existenzaufbau, meine Famili-

engründung, all dies und vieles mehr spielte später auch unter dem Aspekt *"Krebs"* eine wesentliche Rolle. – In meinem Kopfe setzte sich bei der Aufarbeitung das Gandhiwort von meiner eigenen Unwichtigkeit als Erkenntnis fest. Ich zählte auf einmal nichts mehr, weil ich ja vielleicht kurz vor dem Tode stand. Aber das, was ich bisher getan oder nicht getan hatte, zählte umso mehr. Somit war es ein Muss, darüber genauestens zu reflektieren. Was hatte ich wann, warum getan, und welche Folgen hatte das? Vieles hatte ich aus einem Gesellschaftsdenken übernommen. Ich war keineswegs die unabhängige Persönlichkeit meiner eigenen Vorstellungen. Meine Denk- und Handlungsweise war zum grossen Teil auf meine Erziehung, auf die positiv oder negativ empfundenen Vorbildserlebnisse, zum andern auf meine in der facettenreichen Gesellschaft gesammelten Erfahrungen zurückzuführen. Bei allem Bestreben, jeweils den ethisch richtigen Weg einzuschlagen, musste ich erkennen, dass es unmöglich war, mich negativen Einflüssen völlig zu entziehen. So strebte auch ich nach mehr, besser, schneller, billiger, weil die kommerzielle Surround-Werbung mitsamt ihren psychologischen Tricks Wirkung zeigte, und zudem wollte auch ich meinen Kindern etwas Besseres bieten als meine Jugenderfahrung.
Vieles verdanke ich wertvollen Menschen aus meinem Lebenskreis. Als ich einmal wegen meinem übergrossen Einsatz und Leistungsdruck einen gesundheitlichen Rückschlag erlitten hatte, streckte mir unser damaliger Hausarzt, ein älterer und sehr weiser Mann, in der Sprechstunde die Manuskriptkopie eines Arztvortrages zu, den er soeben bei den Rotariern gehalten hatte. Er trug den aus einer alten Tempelüberschrift stammenden Titel *"Erkenne dich selbst"*, und handelte von der Weisheit der alten Griechen. Mir gab er auf seine feine Art den richtigen Verhaltenstipp, um aus meiner Krise herauszufinden. Von ihm lernte ich auch, dass jede körperliche Erkrankung von einer seelischen Komponente begleitet ist, denn er sprach mit mir ausführlich über das Wesen der Psychosomatik. – Ich war damals wie heute ein leistungsbereiter Mensch, der Freude an der Arbeit hat. Aber in jenem Zeitpunkt hatte sich alles ein Stück weit verschoben. Ob ich auch jetzt die Ursache meiner Krebserkrankung in dieser Richtung suchen sollte? Ich begann mit der Reflektion über die offenen und verdeckten Alltagsbelastungen. Hatte ich mir zu viele und zu hohe Ziele

gesetzt? Hatte ich mich selber deshalb immer wieder unter einen zu starken Zeitdruck gesetzt, war die über Jahrzehnte hinweg durchgestandene 80-100-Stunden-Arbeitswoche zu viel, obwohl ich sie wegen meiner Arbeitsfreude kaum je als belastend empfunden hatte? Waren es blosse Kleinigkeiten, zum Beispiel das von mir ärgerlich empfundene Verkehrsverhalten von Leuten, die eine andere Auffassung von Disziplin als ich haben? War es mein Unverständnis für die Geschehnisse in der Politik und Wirtschaft, wo die Machthungrigen einander skrupellos bekämpfen und wir Bürgerinnen und Bürger immer die Zeche dafür bezahlen müssen? Hatte ich mir zu wenig Zeit für die körperliche Pflege meiner Gesundheit, für Sport und Spiel genommen? Hatte ich mich seelisch überfordert durch meine zeitweise sehr arbeitsintensiven und belastenden Einsätze für behinderte und alte Menschen? Das Spektrum der möglichen Belastungsursachen erwies sich als sehr breit. – Zwei Erkenntnisse zogen sich wie ein roter Faden durch meine Reflektionen. Unmittelbar nach der Krebsoperation war ich einige Male am Aufgeben, weil ich auch das Unwichtige immer für wichtig gehalten hatte, und gleichzeitig immer wieder hatte erleben müssen, dass man gegen die Gesellschaft und ihre Verhaltensmuster nicht erfolgreich angehen kann. Viele Menschen verzweifeln und zerbrechen an solchen Erkenntnissen. Ich habe im Nachhinein einiges daraus gelernt. Ob ich Erfolg habe oder nicht, trifft mich nicht mehr existentiell. Aber ich bin dünnhäutiger als früher, im Persönlichen bin ich empfindlich geworden. Ich habe dabei erkannt, dass jeder Mensch seine eigene Lebensgeschichte und jeder Patient seine eigene Krankheitsgeschichte hat. Deshalb möchte ich auch den Leserinnen und Lesern sagen, dass man mit Analogien vorsichtig sein sollte. Aber ich musste mir die Fragen sowohl nach der Ursache meines Krebses, als auch nach den Auswirkungen meiner Krankheit ernsthaft stellen. Geheilt werden konnte ich erst, wenn die Ursache meiner Krebskrankheit behoben war. – Unwichtiges nicht mehr für wichtig halten, das konnte ich in Zukunft vielleicht bewerkstelligen. Die Gesellschaft und ihre Sitten ändern? Pure Utopie! Also musste ich einen anderen Weg innerhalb mir selbst suchen. Ich muss gezwungenermassen mit und in dieser Gesellschaft weiterleben, aber ich muss mir von ihr nicht alles aufzwingen lassen. Ich kann mir innerhalb dieser Gesellschaft eine kleine eigene Sphäre gestalten, einen eigenen Heilungsweg errichten. Mit diesem systematischen Hinterfragen vieler Belange habe ich mich mit Erfolg an die Bewältigung der Zeit nach dem Krebs gemacht. – ***Das habe ich vom Krebs gelernt.***

Warum durfte ich den Krebs überleben?

Die Philosophen und Weisen aller Zeiten und Kulturen haben immer wieder die Frage nach dem Sinn und Zweck des Lebens gestellt, und sie dann aus ihrer jeweiligen Sicht zu beantworten versucht. Es ist ihnen nicht gelungen, denn es gibt keine allgemeingültige, für jedermann und jederzeit gültige Antwort, weil die jeweiligen Lebensbedingungen und Situationen zu verschieden sind. Deshalb sind auch meine subjektiven Erfahrungen, wie ich sie in diesem Buch zu schildern bemüht bin, nur als Denkanstösse zu verstehen.

Weshalb durfte ich dann den Krebs überleben? Ich meine, in meiner Suche nach einer Antwort auf einen gemeinsamen Nenner gestossen zu sein, der von verschiedenen weisen Denkern aufgestellt wurde. Beispielsweise von Mahatma Gandhi, dessen Erkenntnis ich hier nochmals zitiere: *„Alles was ich Unwichtiger tue, ist unwichtig, aber es ist wichtig, dass ich es tue"*. Was meint er damit? Meine Interpretation ist die, dass er sagen will, dass all unser Tun aus der Sicht des universalen Zeitgeschehens zwar unwichtig ist, dass aber jeder von uns seine bestimmte Lebensaufgabe nach bestem Wissen und Gewissen erfüllen sollte.

Dieser gemeinsame Nenner – dass wir nämlich nur ein kleines Teilchen im Ablauf des universalen Geschehens von Werden–Sein–Vergehen darstellen – wird uns sowohl vom Christentum, als auch von den fernöstlichen Philosophien und Lehren, vom Taoismus, Konfuzianismus und Buddhismus, einerseits als Erkenntnisaufgabe gestellt, andererseits als Lebensgrundlage mit auf den Weg gegeben. *„Asche zu Asche, Erde zu Erde"*.

Weil jeder Mensch und jede Generation denselben Zyklus zu durchlaufen hat, als Körper wie auch als Geist, wird ihm auch die Aufgabe der Erkenntnis immer wieder aufs Neue gestellt. Seine Lehren sind teils als Mysterien gestaltet, damit es ihm nicht zu leicht fällt. Bücher wie die Bibel, der Talmud, der Koran, alte Schriften des Taoismus, Buddhismus, sie alle sind komplexe und teils mysteriös gestaltete Wegweiser, zu deren Verständnis immer wieder neue Generationen von Schriftgelehrten *„gezüchtet"*, sprich ausgebildet werden.

Wir können das Leben nur dann wirklich verstehen, wenn wir mit ihm Schritt halten, durch restloses Bejahen und Hinnehmen seiner zauberhaften Verwandlungen und seines unendlichen Wechselspiels. Alles und jedes ist in ständigem Neuwerden begriffen. Der Anfang der Welt ist eben jetzt, denn alles Leben wird in diesem Augenblick neu geschaffen. Und das Ende der Welt ist eben jetzt, denn Leben schwindet in diesem Augenblick dahin. Leben, und alles was damit zu tun hat, lässt sich nicht fassen, nicht festhalten. Auch Gefühle und Empfindungen entschwinden umso rascher, je eifriger wir auf Mittel zu ihrer Bewahrung sinnen. Das Leben bewegt sich zu schnell, als man tastend und schrittweise an es herankommen könnten, denn während man sich auf Erkenntnis und Erleuchtung vorbereitet, entschlüpft einem die unmittelbare Wahrheit.

Der Mensch klammert sich an Dinge, in der eitlen Hoffnung, sie möchten unverändert und vollkommen bleiben. Er leidet, weil er Vergängliches besitzen und für immer festhalten möchte. Der Umstand, dass er überhaupt Veränderungen feststellt und bedauert, beweist, dass er sich nicht mit dem stetigen Wandel fortbewegt, denn Bewegung ist nur wahrnehmbar aus einer Position der Ruhe. Aber das ist eine unechte Ruhe, denn sie erzeugt Reibung mit dem, was sich fortbewegt.

Wer das Leben meistern will, leistet den Veränderungen keinen Widerstand. Er kann sie nicht ändern, indem er sich gegen sie zu behaupten versucht, deshalb ist es besser, sie sachte anzunehmen, ihnen vertrauen zu lernen. Ich durfte vermutlich den Krebs bisher überleben, weil es der universale Plan so vorsah. Dafür bin ich sehr dankbar, habe darin aber wie gesagt Gandhis Erkenntnis bestätigt gefunden: *"Alles was ich Unwichtiger tue, ist unwichtig, aber es ist wichtig, dass ich es tue"*.

Nicht mit dem Schicksal hadern

Wer von einer schweren Krankheit oder grossem Ungemach betroffen wird, hadert oft mit dem Schicksal, es sei denn, er gehöre einer fernöstlichen Lehrmeinung an, die das Karma als Glaubensbestandteil enthält.

Damit möchte ich darauf hinweisen, dass es verschiedene, teils für uns ungewohnte Philosophien für den Umgang mit dem Schicksal, dem Sterben und dem Tod gibt. – In den meisten Kulturen gilt das Schicksal als unausweichliche Bestimmung. Es wird als personifizierte höhere Macht begriffen, die ohne menschliches Dazutun das Leben einer Person entscheidend bestimmt.

Im Christentum steht anstelle der Vorstellung des Schicksals die der göttlichen Vorsehung, des persönlichen Geschickes. Die Einstellung dem Schicksal gegenüber reicht von völliger Ergebung – dem Fatalismus – über den Glauben an seine Überwindbarkeit, bis zur völligen Willensfreiheit des Individuums, wie sie beispielsweise bei einer Entscheidung zum Freitod zum Tragen kommt.

Eine andere Art von Willens- oder Entscheidungsfreiheit, verbunden mit einer Einflussnahme auf unser Schicksal, finden wir in den fernöstlichen Lehren und Religionen als Lehrbestandteil *"Samsara"*, dem Kreislauf der Wiedergeburten, verbunden mit dem *"Karma"*, dem Ursache-Wirkungsprinzip auf geistiger Ebene über mehrere Lebensspannen hinweg.

Gutes oder schlechtes Karma entsteht demnach nicht infolge einer Beurteilung durch einen Weltenrichter oder Gott, es geht nicht um göttliche Gnade oder Strafe, sondern um eine Gesetzmässigkeit. Schlechtes Karma erzeugt den Kreislauf der Wiedergeburten.

Jeder Mensch hat sein eigenes *"Dharma"* (*einerseits kosmisches, andererseits soziales Gesetz*), das es zu erfüllen gilt, und die Erfüllung ist ausschlaggebend dafür, ob Taten gutes oder schlechtes Karma bewirken. Letztes Ziel ist es, überhaupt kein Karma mehr zu erzeugen.

Persönlich finde ich diesen Glauben an eine Selbstverantwortung sympathischer und glaubhafter als die christliche Variante vom Fegefeuer und der ewig dauernden Hölle als Resultat eines göttlichen Urteils.

Mir leuchtet auch jener Teil der buddhistischen Lehre ein, wonach nicht nur unsere Handlungen, sondern schon die diesbezüglichen Absichten zu entsprechendem Karma führen. Dazu zitiere ich zwei diesbezügliche Leitsätze:

„Wer andere Wesen quält, die auch nach Wohlsein streben, so wie er selbst, der hat kein Glück im nächsten Leben."

„Wer andere Wesen schont, die auch nach Wohlsein streben, so wie er selbst, der findet Glück im nächsten Leben."

Das lässt sich auch mit der christlichen Lehre vereinbaren. Denn vergessen wir nicht, die Wiedergeburtslehre war die ersten eineinhalb Tausend Jahre auch ihr Bestandteil.

Wenn wir uns bei einem Schicksalsschlag somit die Frage *"warum gerade ich"* stellen, wird uns die Weiterführung eines Gedankenganges in Richtung Selbstverantwortung seelisch besser weiterhelfen, als ein selbstherrliches, überhebliches Anklagen des Schicksals.

Der Fatalismus als dessen Gegenstück ist auch nicht empfehlenswert. Denn er meint, dass die Fügungen des Schicksals unausweichlich seien, dass ihnen der Wille des Menschen nichts entgegensetzen könne. Aus meiner eigenen Erfahrung mit dem Krebs empfehle ich, anstatt mit dem Schicksal zu hadern, unbedingt die Wiederherstellung des seelischen Gleichgewichtes anzustreben.

Nutzen wir unsere Chance

Wir alle möchten glücklich sein. Wie stellen wir uns das vor? Als kurzfristiges oder langfristiges Ziel, oder als zukünftigen Dauerzustand? Was ordnen wir diesem Ziel alles unter? Woraus besteht es? Möchten wir reich oder zumindest wohlhabend sein, schön sein, Karriere machen, angesehen sein, gebildet, möglichst akademisch geschult sein, einer Elite und den betreffenden Klubs angehören, Amt und Ehren erwerben, Haus und Feriendomizil besitzen, Partys feiern, Erste Klasse reisen, den Top-Hundert angehören, ein begehrter Sexpartner sein, in den Medien bekannt sein, Spitzensportler/in sein oder zur geistigen Elite zählen? Mit allem Drum und Dran, was dazugehört? Einen ebensolchen Partner oder Partnerin, sowie eine ebensolche Familie *"besitzen"*? Ist es das?! Kennen Sie Menschen, die das geschafft haben, langfristig, auf Dauer, ohne Snags und ohne Schwachstellen?
Befinden wir uns selber auf dem Weg zu diesen Zielen? Ist er mühsam, und wie mühsam? Welchen Preis sind wir schlussendlich zu zahlen bereit? Was hat es uns bisher schon gekostet? Welche Enttäuschungen haben wir schon erlebt, welche davon noch nicht verkraftet?
All diese Fragen habe ich mir gestellt, kurz nach dem Erlebnis Krebs. Weil ich gezwungenermassen einsehen musste, auf dem Altar meiner Zielsetzungen viel zu grosse Opfer gebracht zu haben.
Dann machte eine höhere Instanz auf einen Schlag, brutal, urplötzlich, ohne die kleinste Rücksichtnahme, all meine Pläne und Bestrebungen illusorisch. Und ich konnte an keine höhere Instanz appellieren, weil es sie gar nicht gibt. Ich hatte nicht die geringste Chance, auf dem bisherigen Weg weiterzugehen!
Welche Chance haben wir? Wie soll es bei uns weitergehen? Lassen wir uns raten? Sind wir bereit, zuzuhören? Was ich hier schreibe, sind keine leeren Floskeln, sondern erlebte Tatsachen. Wer seine Chancen wirklich nutzen will, muss sich zuerst einen illusionsfreien Überblick verschaffen. Es gibt eine gute diesbezügliche Methode, die aus den fernöstlichen Philosophien stammt. Sie besteht darin, jeden Tag zuerst *„seine übervolle Tasse zu leeren"*, bevor man beginnt, sie wieder zu füllen. Als westlicher Betriebswirtschafter übersetze ich das in die Formel, täglich vor Arbeitsbeginn eine Tagesbilanz zu erstellen. Zu

eruieren, wo ich stehe, welche Konzessionen an mein leibliches und seelisches Wohl ich bisher gemacht habe, um den heutigen Standort zu erreichen.

Wir brauchen jeden Tag eine Art von Unschuld, von Unwissenheit im Lernen und Handeln. Bevor wir brutal den Zusammenbruch all unserer bisherigen Vorstellungen erleben, müssen wir lernen, unsere Tassen zu leeren, um sie dann mit etwas völlig Neuem, Unvertrautem wieder zu füllen.

Die oberste Instanz zeigt uns, wie vergänglich, unbeständig und illusorisch alles ist, an das wir je geglaubt haben. Sie eröffnet uns gleichzeitig ein neues Zeitverständnis im Rahmen von Stunden und Tagen. Aus dieser neuen Perspektive erlernen wir, uns dem Geschenk des Lebens gegenüber dankbar zu erweisen, neue Wertmassstäbe zu erkennen. Nebst der Zeit, die wir plötzlich als Kostbarkeit einstufen, ändern sich viele der bisherigen Einschätzungen. Kleines wird gross, Grosses wird klein. Unwichtiges wird wichtig, Wichtiges wird unwichtig.

Nützlich ist es, eine Art Checklistensystem für Notfälle in unser Leben einzuführen. Verkehrspiloten müssen aus Sicherheitsgründen alle Start-, Lande-Vorgänge auf Grund von vorgegebenen Checklisten durchführen. Solche stehen auch in Gefahren-Situationen zur Verfügung. Die Flugzeughersteller haben nicht umsonst von ihren Spezialisten aller Bereiche diese unbedingt einzuhaltenden Prozedere-Listen erstellen lassen. Denn wenn bei den erwähnten Vorgängen das kleinste Detail schief laufen würde, entstünde daraus eine Katastrophe. In vielen Notsituationen wäre es dem Einzelnen unmöglich, sich innert Sekunden vollständig an all jene technischen Details zu erinnern, die in dem Moment überlebenswichtig sein können. Somit sind diese ausgeklügelten Checklisten ein lebenserhaltendes Hilfsmittel.

Ich habe in meiner Tätigkeit als Unternehmensberater schon seit Jahrzehnten diese Erkenntnis auch bei der Gestaltung von Firmenabläufen mit Erfolg eingesetzt. Wer im Voraus auf Notsituationen oder sonstiges Unerwartetes vorbereitet ist, handelt immer besser.

Weil mich meine plötzliche Krebserkrankung völlig unvorbereitet überraschte, musste damals so vieles aus dem Handgelenk heraus organisiert werden. Wenn ich gestorben wäre, hätten meine Hinterbliebenen in vielen Bereichen ein Chaos angetroffen. Und so war es naheliegend, dass ich danach Checklisten für mehrere Situationen im privaten Bereich erstellte und seither immer wieder benütze.

Wenn man sich über zu treffende Massnahmen rechtzeitig ein Bild macht, ist man für den Notfall besser gewappnet. Die rechtzeitige Erstellung einer Patientenverfügung ist eine davon. Die Auflistungen durchstandener Krankheiten, Listen der Medikamente, ob vom Arzt verschrieben oder selbst gewählt, sollten immer greifbar sein. Von verschiedenen Institutionen stehen entsprechende Vordrucke zur Verfügung.

Hinweise darauf, wo sich Finanz- und Steuerdaten befinden, Adresslisten für bestimmte Notfälle, Telefonlisten, all das gehört ebenfalls dazu. Warten Sie nicht ab mit deren Erstellung.

Das Leben bietet uns Chancen, nutzen müssen wir sie selber.

Lernen dankbar zu sein

Wenn ein Mensch bei einem über Leben oder Tod entscheidenden Eingriff in Narkose auf dem Operationstisch liegt, ist er bis zum Moment des Wiederaufwachens zu einem nackten Körper reduziert, der vielleicht nur knapp der Umlagerung auf das Totenbett entgeht. In diesem Moment besteht auch kein Unterschied zwischen Jung und Alt, Mann und Frau, schön oder unschön, reich oder arm, prominent oder unbekannt, gescheit oder unbegabt. Er ist nur noch ein Organismus, dessen Noch-Funktionieren in der Hand der Ärzte liegt.
Er befindet sich in einem Dämmerzustand zwischen Leben und Tod. Erst nach beendeter Operation kehrt er ins Leben zurück, vorläufig noch ohne Bewusstsein, und vielleicht auch nur vorübergehend.
Das ist die lapidare Schilderung eines in unseren Spitälern täglich tausendfach stattfindenden Geschehens. Die Narkose setzt unseren geistigen Teil ausser Funktion, den Körper in einen Tiefschlaf, und die Seele in einen Dämmerzustand. Nach dem Wiederaufwachen beginnt beim Körper ein von ärztlichen Bemühungen unterstützter Selbstheilungsprozess.
Geistig-intellektuell erhofft man sich die Rückkehr in den vorherigen Zustand. Und seelisch? Sobald man in die Oberflächlichkeit des Alltagsdenkens und -Verhaltens zurück geschlittert ist, wird alles für selbstverständlich betrachtet, denn schliesslich hat man viel dafür bezahlt. Einige werden sogar hochmütig, sind stolz darauf, dass sie angeblich den Kampf gegen den Krebs und den Tod gewonnen haben.
Vermutlich gehöre ich zur Gruppe der Sonderlinge. Ich sehe alles ganz anders und kann es daher nicht lassen, immer wieder über den Sinn und Zweck meines geschenkten, nunmehr schon fünfzehnjährigen zweiten Lebens weiter und vertieft so nachzudenken, wie ich es im Kapitel über die Entspannung schon beschrieben habe:

- Loslassen
- einfach sein
- bescheiden sein
- zufrieden sein

Dabei demütig werden, und die folgenden Meditationsstufen durchwandern:
- von Sinnesbegierden und Verlangen freies Nachdenken und Überlegen, mit dem Gefühl der Dankbarkeit
- inneres Stillewerden und geistige Konzentration auf das Gefühl der Dankbarkeit
- Versiegen der überheblichen oder belastenden Gefühle
- Gleichmut
- Andacht
- Wissensklarheit
- Dankbarkeit

All dies mag für einen nicht Betroffenen pathetisch klingen. Wer das so empfindet, möchte doch wie in der Bucheinleitung vorgeschlagen versuchen, sich in die Lage und Gedankenwelt eines Schwerkranken zu versetzen. Allein das wird ihn oder sie vermutlich dazu bewegen, für das vorläufige Nichtbetroffensein dankbar zu sein.

Empathie

Dem Dalai Lama ist die Förderung der Empathie – worunter er das Grosse Mitgefühl versteht – eines seiner Hauptanliegen zur Erlangung spiritueller Weisheit. In seinem beeindruckenden *„Buch der Menschlichkeit"* beschreibt er die Ethik des Mitgefühls wie folgt:

„Alle bedeutenden Religionen heben die Wichtigkeit der Entwicklung von Liebe und Mitgefühl hervor. In der philosophischen Tradition des Buddhismus werden diesbezüglich verschiedene Verwirklichungsstufen beschrieben. Auf der ersten Stufe wird unter Mitgefühl (nying je) weitgehend das Einfühlungsvermögen verstanden, also die Fähigkeit, sich in andere hineinzuversetzen und ihr Leid bis zu einem gewissen Grad zu teilen. Doch Buddhisten – und vielleicht auch andere Menschen – glauben, dass sich diese Tätigkeit soweit fortentwickeln lässt, dass unser Mitgefühl nicht nur ohne jeden Aufwand wie von selbst in Erscheinung treten kann, sondern dass es zugleich bedingungslos ist, keine Unterschiede macht und allumfassend ist. .... Wir können unser Mitgefühl allmählich bis zu einer Stufe steigern, auf der uns selbst das geringste Leid anderer derart bewegt, dass wir ein alles übersteigendes Verantwortungsgefühl ihnen gegenüber empfinden. ..... Im Tibetischen wird diese höchste Stufe nying chenmo genannt, das Grosse Mitgefühl.   Ende Zitat Dalai Lama

Nur wenige dürften diese Stufe erreicht haben, beispielsweise Mutter Theresa, Albert Schweitzer, Abbé Pierre.

Für mich bedeutet sie die Fähigkeit zum Empathieempfinden in seiner reinsten Form. Erinnern Sie sich an meinen im Kapitel „Das arme kleine Mädchen" geschilderten Gefühlsausbruch, als ich „den da oben" bat, mich an Stelle des bedauernswerten kleinen Mädchens zu sich zu nehmen?

In den fünfzehn vergangenen Jahren hat mich der Krebs immer wieder auf zwei Arten solche Erfahrungen machen lassen. Befindet man sich selber nämlich auf der tiefsten Stufe eines Leidens, dann ist es eine riesige Hilfe und ein riesiger Trost, wenn man das Glück hat, das Mitgefühl eines anderen spüren zu dürfen. Dann ist Empathie wahrlich eine Brücke zwischen zwei Seelen. Und wenn man sich als auf dem Heilungsweg Befindlicher mit dem Leiden und dem Unglück jener konfrontiert sieht, die den Kampf gegen den Krebs offensichtlich verloren haben, dann ruft diese schreckliche Tatsache nicht nur das Grosse Mitgefühl hervor, sondern auch ein schlechtes Gewissen deswegen, dass man zu den glücklichen Überlebenden gehört.

Manchmal führ es zu einem Aufschrei, weil man die Ungerechtigkeit des Schicksals nicht begreifen kann und will. *„Du, da oben, ... !!?"*

Es entsteht aber auch ein zunehmendes Unverständnis und Unbehagen jenen Menschen und Gesellschaftsgruppen gegenüber, deren Alltagsverhalten das völlige Fehlen jeglichen Empathievermögens offen legt. Gegenüber den Abzockern, Bankern, Finanzhaien, politischen Machthabern, die ohne Skrupel auf Kosten einer immer grösser werdenden Schicht Verarmter in Saus und Braus leben. Jener Sorte von Anwälten, die ebenfalls ohne Skrupel ihre Klienten in dem Moment einfach fallen lassen, wenn sie kein Geld mehr haben, um weiterhin ihre horrenden Honorare zu bezahlen.

Ich habe mir verschiedentlich vorzustellen versucht, was wohl in der Seele dieser Unmenschen vor sich gehen würde, wenn sie selber den Krebs mitsamt seinem Leiden erleiden müssten, um dabei auch festzustellen, wie wertlos ihr Geld unter solchen Umständen geworden ist.

Empathie, Nying chenmo, das heisst auch *einfach sein, bescheiden sein, zufrieden sein*.

Gedanken zum letzten Lebensabschnitt

Ich bin nicht ich.
Ich bin jener,
der an meiner Seite geht, ohne dass ich ihn erblicke,
den ich oft besuche,
und den ich oft vergesse.
Jener, der ruhig schweigt, wenn ich spreche,
der sanftmütig verzeiht, wenn ich hasse,
der umherschweift, wo ich nicht bin,
der aufrecht bleiben wird, wenn ich sterbe."
(Juan Ramón Jiménez 1881-1958)

Mit dem obigen Gedicht will ich aufgreifen, wie der Krebs sowohl meine Persönlichkeit als auch meine Lebensauffassung sehr verändert hat. Zuvor war mein Verhältnis zum Begriff Krebs geprägt von diffusen Ängsten infolge mangelhaften Wissens, von einer „doch nicht ich" - Einstellung, und von Fragen über Fragen.

Ferner hatte ich geglaubt, mich und mein Wesen im Laufe der neun Lebensjahrzehnte einigermassen gut beurteilen zu können, weil meine intensive Beschäftigung mit der Philosophie, der Lehre vom Leben, doch viele wertvolle Erkenntnisse mit sich gebracht habe.

Es war und kam alles ganz anders, die Krebsdiagnose als Schock, als plötzliches Erwachen aus einer grossen Illusion. Die vorher über meine Sinne erfahrene Welt, die Formen, Farben, Geräusche, Düfte, Geschmäcker, ebenso wie alle menschlichen Erfahrungen, waren plötzlich nicht mehr klar und leicht begreifbar. Sie liessen sich nicht mehr leicht benennen und einordnen, da war plötzlich eine andere Welt, die neu definiert werden musste.

Eine neue innere Welt der Gedanken, Gefühle, Ängste, Visionen, Vorstellungen und Träume. Etwas in mir definierte die Fragen *„wer bin ich eigentlich"*, *„was ist der Sinn meines Daseins"* völlig neu und anders, und fragte auch: *„warum ausgerechnet ich!?"*

Ich hatte zwar schon lange vorher erkannt, dass wir Menschen uns vor allem durch die Fähigkeit des Denkens von den anderen Lebewesen auf unserem Planeten Erde unterscheiden, und dass das körperliche Dasein nicht der Hauptzweck unseres Lebens darstellt. Aber jetzt erhielt dieses körperliche Dasein infolge der Krebserkrankung plötzlich, wenn auch vorübergehend, wieder einen grösseren Stellenwert. Ich wollte es allerdings im Sinne von Ludwig van Beethoven betrachten, als er die Frage stellte: *„Wenn ich mich im Lichte des Universums betrachte, was bin ich?"*

Ich strapazierte meine Hirnzellen, um mich daran zu erinnern, was ich über die verschiedenen Zusammenhänge gelesen und gehört hatte. Einerseits über die Materie, anderseits über den Geist. Dass unser Universum in Wirklichkeit nicht aus irgendeiner Materie zusammengesetzt ist, dass die scheinbar feste Materie auf feinstofflichen Ebenen, etwa auf der atomaren und subatomaren, zu immer kleiner werdenden Teilchen innerhalb jeweils anderer Teilchen wird, wo sie sich am Schlusse mit dem Geist zu reiner Energie verbindet. Weil in der zeitgenössischen Biologie und Medizin ein Grossteil des Wissens auf einer mechanistischen Weltanschauung beruht, wird das Funktionieren des lebenden Organismus auf genau abgegrenzte Mechanismen von Zellen und Molekülen reduziert.

Mir stellt sich in diesem Zusammenhang unwillkürlich auch wieder die Frage nach Gott und seinen Fügungen. Wie, wann und wieso bin ich zum Agnostiker und Pantheisten geworden, zu jemandem, der mit einem personifizierten Gottverständnis nichts mehr anzufangen weiss? Es war ausgerechnet der Jesuit und Wissenschafter Teilhard de Chardin, dessen Werke über die Vergangenheit der Menschheit mich einerseits so faszinieren, der damit aber gleichzeitig mein früheres Gottheitsverständnis ins Wanken brachte. Denn eine erst seit zweitausend Jahren existierende Gott-Personifizierung und ein entsprechendes Dogma lassen sich schwer vereinbaren mit wissenschaftlichen Erkenntnissen, die sich auf Millionen von Jahren erstrecken.

Des Weiteren trugen auch meine Begegnungen mit anderen Wissenschaftern, vor allem mit dem Atomphysiker Fritjof Capra und dem Quantenphysiker Jean Emile Charon, dazu bei, anstatt eines üblichen Gottheitsbildes die Vorstellung einer seit der Entstehung des Universums existierenden höheren Kraft zu übernehmen.

Mein heutiges Credo beruht vor allem auf fernöstlichen und indianischen Philosophien. Aus einem Buch vom Dalai Lama möchte ich in diesem Zusammenhang folgendes aus der buddhistischen Lehre zitieren, das für Uneingeweihte zwar etwas schwer verständlich sein dürfte, mir als *„christlichem Buddhisten"* aber bei der gedanklichen Krebsverarbeitung eine grosse Hilfe bedeutet hat.

„Wir versuchen, die Natur der Dinge zu erkennen, ohne uns vom äusserlichen Schein trügen zu lassen. Die Phänomene, die sich unseren Wahrnehmungsorganen darbieten, haben keine höchste Realität. Nehmen wir das Beispiel eines Berges. Der Berg scheint heute der Gleiche wie gestern zu sein. Entstanden vor Tausenden vor Jahren, repräsentiert er eine Kontinuität in der Welt der Erscheinungen. Auch wenn man eine relative Stabilität in seiner groben Erscheinung feststellen kann, muss man doch zugeben, dass sich bei genauer Analyse jedes seiner Teilchen ständig verändert. Diese Veränderungen, die im unendlich Kleinen stattfinden, werden von unserem Geist als Kontinuum wahrgenommen. Diese wahrgenommene Beständigkeit ist nichts als eine Illusion, denn nichts bleibt sich selbst gleich, es gibt keine zwei aufeinanderfolgenden Augenblicke, die sich vollständig gleich sind. Die Blume, die heute in voller Blüte steht, war zuerst ein Same, dann eine Knospe. Diese Veränderungen veranschaulichen die subtile Unbeständigkeit jeden Augenblicks. Diese Unbeständigkeit ist die wahre Natur der Blume: Kaum dass sie aufgeblüht ist, verwelkt sie. Ob es sich nun um einen Berg oder eine Blume handelt, wir müssen uns an die Vorstellung gewöhnen, dass ein Phänomen im Moment seines Erscheinens bereits die Ursache für sein Ende in sich trägt. Die Unbeständigkeit der Erscheinungen ist auf äussere Ursachen und Bedingungen zurückzuführen.

– Ende Zitat Dalai Lama.

Solche Ausführungen stellen eine gewisse Herausforderung an das Verständnis für Spiritualität dar. Selbst Geisteswissenschafter tun sich oft schwer damit, den Erklärungen des Dalai Lama zu folgen. Aber die Begegnung mit dem Krebs schafft solche Voraussetzungen. Was wir vorher mit unserer blossen Intelligenz nicht begreifen können, ermöglicht uns das neue Wissen, die Spiritualität und Intuition.

Ich habe gelernt, mich selbst, mein eigenes Innere zu erkunden, es in Verbindung mit dem kosmischen Geschehen zu bringen, und damit den inneren Frieden und die Harmonie mit der Umwelt zu finden. Ich habe gelernt, dass sich unser Lebensvorgang gleichzeitig auf der körperlichen, intellektuellen und seelischen Ebene abspielt. Aber ich musste über achtzig Jahre alt werden, um endlich zu begreifen, dass das seelisch-geistige Leben für mich den wichtigsten Teil darstellt, das körperliche Leben mit all seinen Freuden und Leiden aber doch als wichtiger Erkenntnisträger dient.

Was ist von all den vielen grossartigen Menschen geblieben, die in ihrem Leben so viel Unglaubliches, Beeindruckendes, Wunderbares geleistet haben? Von den Philosophen, Forschern, Schriftstellern, Wissenschaftern, Musikern, Malern, Ärzten, Bildhauern, Politikern, Bauern, Arbeitern? – Ihr Körperliches wurde *von „Asche zu Asche"*. Aber ihr Geistiges wird bleiben, solange wir uns an ihre Weisheiten, an ihre Musik, an ihre Bilder, an ihre Skulpturen, an ihre guten oder auch schlechten Taten zu erinnern vermögen. Worum soll ich mich also bemühen? Um materielle oder geistige Werte?

Noch etwas für alle vom Leid und vielleicht Verzweiflung Betroffenen: Zuversicht lässt sich nicht durch Kampf, sondern nur durch Einsicht und Demut gewinnen. Das Motto heisst: *Loslassen, einfach sein, bescheiden sein, zufrieden sein.*

Denken Sie aber auch daran, durch rechtzeitige Vorsorgeuntersuchungen lässt sich Schlimmes verhüten und das Risiko einer eigenen Erkrankung herabsetzen. Lassen Sie sich unbedingt und rechtzeitig von vertrauenswürdigen Ärzten und Informationsstellen beraten und überzeugen.

Ihr Ruedi T. Sonderegger

Endgültige Reise

... Und ich werde gehen. Die Vögel werden weitersingen;
mein Garten verbleibt, mit seinem grünen Baum
und seinem weißen Brunnen.
Jeden Nachmittag ein blauer, gelassener Himmel;
jeden Nachmittag, wie heute, das Läuten
der Glocken im Glockenturm.
Die mich liebten werden sterben;
das Dorf wird sich in jedem Jahr erneuern;
und in jener Ecke meines blühenden und geweißelten Gartens
irrt nostalgisch mein Geist...
Und ich werde gehen; allein werde ich sein, ohne Heim, ohne
grünen Baum, ohne weißen Brunnen,
ohne blauen, gelassenen Himmel...
Die Vögel werden weitersingen.

Juan Ramón Jiménez, geb. 1881 in Moguer (Huelva), Andalusien, gest. 1958 in San Juan, Puerto Rico.

Ausführliche Information zum Thema Krebs erhalten Sie:

In Deutschland

https://www.krebsinformationsdienst.de/fachkreise/
https://www.krebsinformationsdienst.de/
https://www.dkfz.de/de/
Krebs-Hotline in Deutschland: 0800-420 30 40

In der Schweiz:

Krebsliga Schweiz, Postfach 8219, 3001 Bern
Telefon 0844 80 00 44
sowie bei den kantonalen Krebsligen

Krebs-Information im Internet
https://www swisscancer.ch

In Österreich:

http://www.krebsinfo.at/

Krebsinformationsdienst der
Österreichischen Krebshilfe
Spitalgasse 19
A-1090 Wien
Tel.: 0043/1/42 63 63

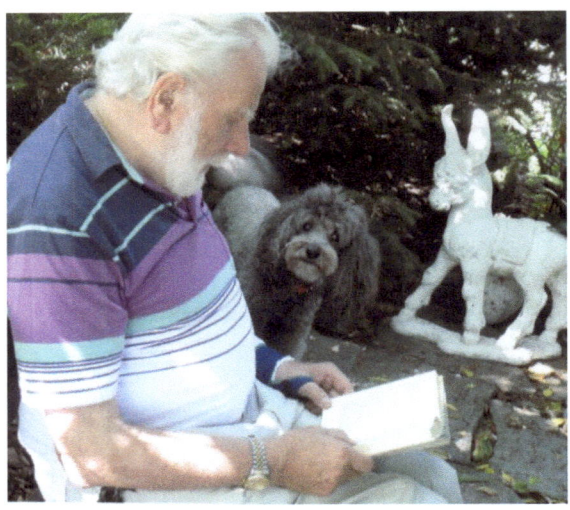

Mein Literatur- und Quellenverzeichnis

Aulbert, Zech: – *Lehrbuch der Palliativmedizin* – Schattauer 2000
Bolsta Phil – *60 Sekunden* – Kailash-Verlag München 2008
Capra, Fritjof – *Das Tao der Physik* – Scherz 1984
Capra, Fritjof – *Wendezeit* – Scherz 1986
Capra, Fritjof – *Das neue Denken* – Scherz 1987
Charon Jean E. – Der Geist der Materie – Ullstein 1988 ISBN 3-548-34074-1
Chopra Deepak – *Die heilende Kraft* – Lübbe 1991
Dalai Lama – *Das Buch der Menschlichkeit* -Lübbe
Dahlke, Ruediger/Dethlefsen Th. – *Krankheit als Weg* – Goldmann 1998
Dahlke, Ruediger – *Reise nach innen* – Hugendubel 1994
Dahlke, Ruediger – *Die Psychologie des Geldes* – nymphenburger 2008
de Chardin, Teilhard: – *Das Auftreten des Menschen* – Walter Verlag 1964
de Chardin, Teilhard: – *Die Schau in die Vergangenheit* – Walter Verlag 1965
de Chardin, Teilhard: – *Die menschliche Energie* – Walter Verlag 1966
de Chardin, Teilhard: – *Auswahl aus dem Werk* – Ex Libris 1964
Erbar, Paul, Dr. med: – *Onkologie* – Schattauer 2000
Faulstich Joachim – *Das Geheimnis der Heilung* – Knaur 2010
Gandhi – *Mein Leben* – Suhrkamp
Heisenberg Werner – Quantentheorie und Philosophie – Reclams 2014 ISBN 078-3-15-00948-3
Hersch, Jeanne – *Das philosophische Staunen* – Benziger 1982
Adolf Jens – *Überfordertes Dasein* – Walter Verlag
Adolf Jens/Hans Küng – *Menschwürdig sterben* – Piper 1995
Kuby, Clemens – *Unterwegs in die nächste Dimension* – Goldmann 2008

Maturana Humberto/Francisco J. Varela – *Der Baum der Erkenntnis* – 2012
Fischer Taschenbuchverlag 2012 – ISBN 978-3-596-17855-1
Nixon Paul – *Aber wo ist das Leben* – Suhrkamp 1983
Precht, Richard David – *Wer bin ich?* – Goldmann 2007
Reichle, Verena – *Die Grundgedanken des Buddhismus* – Fischer 1997
Sen, Amartya – *Die Identitätsfalle* – dtv 2012
Sen, Amartya – *Ökonomie für den Menschen* – dtv 2011
Simonton, O. Carl: – *Auf dem Wege der Besserung* – rororo 2008
Simonton, O. Carl/Stephanie Matthews Simonton/James Creighton: *Wieder gesund werden – rororo 2009*
Sogyal Rinpoche: – *Das Tibetische Buch vom Leben und vom Sterben* Scherz (O.W. Barth Verlag), 1998
Sonderegger, Ruedi T.: – *Geh einen anderen Weg* – RTS 1998
Sonderegger, Ruedi T.: – *Lust am Haben, Verlust des Seins* – RTS 1999
Sonderegger, Ruedi T.: – *Vom Zauber des Anfangs zum entzauberten Ende* – RTS 2001
Sonderegger, Ruedi T.: – *So habe ich den Darmkrebs „üb"erlebt* Bod 2005
Sonderegger, Ruedi T.: – *Kulturgesellschaft in der Krise* – Bod 2008
Sonderegger, Ruedi T.: – *Auf Gedankenpfaden zum Jakobsweg* – Bod 2008
Suzuki Daisetz T.: – *Essays in Zen Buddhism, Satori* – O.B. Barth Verlag 1987
Thich, Nhat Hanh: – *Das Wunder der Achtsamkeit*, Theseus 1988
Thich, Nhat Hanh: – *Alter Pfad, Weisse Wolken*, Theseus 1992
Thich, Nhat Hand: – *Innerer Friede, äusserer Friede*, Theseus 1998
Warnke Ulrich – Quantenphilosophie und Spiritualität – Scorpio 2013 ISBN 978-3-942166-1
Watts Alan: – *Vom Geist des Zen* – Sphinx 1984
v. Weizsäcker, Carl Friedrich – *Bewusstseinswandel* – Hanser 1988

Eigene Notizen:

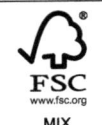